Jürgen Hotz

Erkrankungen von Speiseröhre,
Magen und Zwölffingerdarm

Mit freundlicher Empfehlung

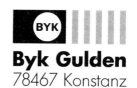

Byk Gulden
78467 Konstanz

gustav fischer taschenbücher

Ärztliche Ratschläge

Weitere Bände dieser Reihe:

Bauer · MS-Ratgeber
Block · HIV-Infektion und AIDS
Cordes · Sprudelmassagebäder
Cyran / Halhuber · Erotik und Sexualität im Alter
Douglas / Richman · Mein Kind will nicht schlafen
Dünkel · Multiple Sklerose
Faust · Depressionsfibel
Findeisen · Asthma- und Heufieber-Ratgeber
Gossweiler-Brunner · Vergiftungen beim Kleinkind
Groll · Der Arzneimittelkompaß für Patienten
Gundermann · Heiserkeit und Stimmschwäche
Hehrmann · Schilddrüsenerkrankungen
Huber · Anus practer Fibel
Kaden · Ratgeber für Augenkranke
Kohlhaas-v. Dorrer / Kayser · Schwangerschaft und Geburtsvorbereitung
Laux · Psychopharmaka
Mathies · Rheuma
Meyer-Wahl · Anfallskrankheiten
Neundörfer · Die Parkinsonsche Krankheit
Ochel · Reisen, leben, arbeiten in den Tropen
Primer · Der Bronchialkranke
Raab · Allergiefibel
Raab · Hautfibel
Raab · Lichtfibel
Raab · Sexualfibel
Roth · Kontaktlinsen
Schneidrzik · Die Welt der Medikamente
Schneidrzik · Gesundheitsratgeber für Senioren
Schröpl · Die Heimbehandlung mit UV-Bestrahlungsgeräten bei Psoriasis
Seeman · Schizophrenie – wie man damit leben und arbeiten kann
Soyka · Kopfschmerz und Migräne
Soyka · Schlaganfall
Theil et al. · Asthma – Ekzem – Nahrungsmittelallergie
Thorspecken · Herzschrittmacher
Waegner / Busch · Schwangerschafts-Schwimmen
Weilemann · Giftberatung: Pflanzen
Wiegand · Rehabilitation von Patienten mit schweren Schädel-Hirnverletzungen
Wink · Schlafstörungen

Erkrankungen von Speiseröhre, Magen und Zwölffingerdarm

Jürgen Hotz

37 Abbildungen, 11 Tabellen

Gustav Fischer Verlag
Stuttgart · Jena · New York · 1996

Anschrift des Verfassers:

Professor Dr. Jürgen Hotz
Allgemeines Krankenhaus, Innere Medizin
Klinik für Gastroenterologie
Siemensplatz 4

29223 Celle

Geschützte Warennamen (Warenzeichen) wurden **nicht** besonders kenntlich gemacht. Aus dem Fehlen eines solchen Hinweises kann also nicht geschlossen werden, daß es sich um einen freien Warennamen handelt.

Wichtiger Hinweis

Die therapeutischen Erkenntnisse in der Medizin unterliegen laufendem Wandel durch Forschung und klinische Erfahrungen. Der Autor dieses Werkes hat große Sorgfalt darauf verwandt, daß die in diesem Werk gemachten therapeutischen Angaben (insbesondere hinsichtlich Indikation, Dosierung und unerwünschten Wirkungen) dem derzeitigen Wissensstand entsprechen. Das entbindet den Benutzer dieses Werkes aber nicht von der Verpflichtung, anhand der Beipackzettel zu verschreibender Präparate zu überprüfen, ob die dort gemachten Angaben von denen in diesem Buch abweichen, und seine Verordnung in eigener Verantwortung zu bestimmen.

Die Deutsche Bibliothek – CIP-Einheitsaufnahme

Hotz, Jürgen:
Erkrankungen von Speiseröhre, Magen und Zwölffingerdarm : 11 Tabellen / Jürgen Hotz. – Stuttgart ; Jena ; New York : G. Fischer, 1996
(Gustav-Fischer-Taschenbücher : Ärztliche Ratschläge)
ISBN 3-437-00761-0

© Gustav Fischer Verlag · Stuttgart · Jena · New York · 1996
Wollgrasweg 49, 70599 Stuttgart
Das Werk einschließlich aller seiner Teile ist urheberrechtlich geschützt. Jede Verwertung außerhalb der engen Grenzen des Urheberrechtsgesetzes ist ohne Zustimmung des Verlages unzulässig und strafbar. Das gilt insbesondere für Vervielfältigungen, Übersetzungen, Mikroverfilmungen und die Einspeicherung und Verarbeitung in elektronischen Systemen.
Gesamtherstellung: Pustet, Regensburg
Printed in Germany   0 1 2 3 4 5

Vorwort

Die moderne Magen-Darm-Heilkunde (Gastroenterologie) hat in den letzten zwei Jahrzehnten große Fortschritte gemacht. So hat die Entwicklung moderner Magen- und Darmspiegel (Endoskope) und der Ultraschallgeräte eine sichere Diagnose gutartiger und bösartiger Erkrankungen des Magen-Darm-Traktes, der Gallenwege und der Bauchspeicheldrüse ermöglicht. Die Kenntnis von Ursachen und krankmachenden Vorgängen hat die medikamentösen und operativen Behandlungsformen weiter vorangebracht. Schon längst konnten diese Fortschritte in die tägliche Arbeit der Haus- und Fachärzte wie auch in den Kliniken zum Wohle der Patienten umgesetzt werden. Hierbei hat sich eine möglichst enge Partnerschaft zwischen Arzt und Patient als besonders günstig erwiesen.
Nicht immer hat der vielbeschäftigte Arzt jedoch die nötige Zeit, um auf die vielen Fragen der Patienten in allen Details, besonders zu den notwendigen diagnostischen und therapeutischen Maßnahmen und noch weniger zu den Hintergründen und Ursachen der verschiedenen Krankheitsbilder einzugehen. Das vorliegende Buch richtet sich deshalb in erster Linie an betroffene Patienten und deren Angehörige, um ihnen die notwendigen Kenntnisse und das Verständnis der verschiedenen funktionellen, entzündlichen und tumorösen Magen-Darm-Erkrankungen zu vermitteln. Hierbei habe ich mich um eine für den medizinischen Laien verständliche Sprache bemüht, ohne – da wo es mir wichtig und notwendig erschien – auf kompliziertere Zusammenhänge und detaillierte Darstellungen zu verzichten. Das Buch ist deshalb auch für Heil- und Pflegeberufe geeignet.
In dem vorliegenden Band werden die Erkrankungen der Speiseröhre, des Magens und des Zwölffingerdarmes dargestellt, in den folgenden Bänden die Erkrankungen des Darmes, der Bauchspeicheldrüse bzw. der Leber und der Gallenwege.
Wenn es gelungen ist, den Betroffenen und allen an der Magen-Darm-Heilkunde Interessierten praktisch wertvolle Informationen zu vermitteln und ein nützlicher Ratgeber zu sein, hat sich die Mühe gelohnt.
Dem Gustav Fischer Verlag sei für die sorgfältige Bearbeitung des Textes und der zahlreichen Abbildungen herzlich gedankt.

Celle, Dezember 1994 Prof. Dr. med. Jürgen Hotz

Inhalt

Speiseröhre (Oesophagus)

1. Wie ist die Speiseröhre aufgebaut? 3
2. Wie funktioniert und welche Aufgaben hat die Speiseröhre? 6
3. Typische Beschwerden, die durch Erkrankungen der Speiseröhre hervorgerufen werden 9
4. Diagnostische Maßnahmen zur Erkennung von Erkrankungen der Speiseröhre 11
5. Krankheitslehre – Störungen und Erkrankungen der Speiseröhre (Oesophaguserkrankungen) 14
5.1 Funktionsstörungen der Speiseröhre (= Motilitätsstörungen) 14
5.1.1 Achalasie 15
5.1.2 Diffuser Oesophagusspasmus 18
5.2 Divertikel der Speiseröhre 19
5.3 Hiatushernie 22
5.4 Entzündungen der Speiseröhre 25
5.4.1 Primäre Refluxkrankheit der Speiseröhre (Refluxoesophagitis) 25
5.4.2 Verätzungen der Speiseröhre (Oesophagusverätzung) . 39
5.4.3 Verletzungen der Speiseröhre – Spontaner Oesophagusriß (Oesophagus-Ruptur) 42
5.4.4 Infektionen der Speiseröhre 44
5.5 Speiseröhrenkrebs (Oesophaguskarzinom) 45
5.6 Gutartige Tumoren der Speiseröhre (benigne Oesophagusneoplasien) 49
5.7 Krampfadern der Speiseröhre (Oesophagusvarizen) . . 50

Magen und Zwölffingerdarm

1. Wie ist der Magen aufgebaut? 53
2. Wie funktioniert und welche Aufgaben hat der Magen? 57
3. Symptomatik der Magen- und Zwölffingerdarmerkrankungen 64
4. Wie erkennt der Arzt Magen- und Zwölffingerdarmerkrankungen? 69
5. Krankheitslehre 73
5.1 Funktionsstörungen des Magens 73
5.2 Magenschleimhautentzündung (Akute und chronische Gastritis) 84
5.3 Geschwüre im Magen und Zwölffingerdarm (Ulcus ventriculi / Ulcus duodeni) 89
5.3.1 Ursachen des Geschwürleidens 91
5.3.2 Beschwerden und Komplikationen 95
5.3.3 Differentialdiagnosen zum Magen- und Zwölffingerdarmgeschwür 99
5.3.4 Behandlung des Geschwürleidens 100
5.3.5 Medikamente zur Behandlung des Magen- und Zwölffingerdarmgeschwürleidens 102
5.3.6 Operative Behandlung von Magen- und Zwölffingerdarmgeschwüren 111
5.3.7 Praktisches Vorgehen bei Magen- und Zwölffingerdarmgeschwüren 117
5.3.8 Behandlung von Antirheumatika-Ulcera 120
5.4 Magenblutung 127
5.4.1 Blutung aus Magen- und Zwölffingerdarmgeschwüren 128
5.4.2 Erosionen 129
5.4.3 Krampfadern der Speiseröhre (Oesophagusvarizen) . . 129
5.4.4 Schleimhautrisse (Mallory-Weiss-Syndrom) 129
5.4.5 Gefäßmißbildungen 130
5.5 Magenkrebs (Magenkarzinom) 133
5.6 Gutartige Tumoren des Magens 147
5.7 Bösartige, nicht karzinomatöse Tumoren 148

5.8 Beschwerden und Krankheitsbilder nach
Magenoperationen 149

Präparateliste 155

Register 158

Speiseröhre (Oesophagus)

1. Wie ist die Speiseröhre aufgebaut?

Die Speiseröhre (Oesophagus) ist ein muskulärer Schlauch, der im unteren Schlund (Pharynx) mit einem ringförmigen Muskel (oberer Speiseröhrenschnürer = oberer Oesophagussphinkter) ca. 15 cm von der vorderen Zahnreihe entfernt beginnt. Die Länge der Speiseröhre variiert 20 bis 30 cm je nach Körperlänge und Geschlecht bis zur Verbindung mit dem Magen. Diese wichtige Verbindung zwischen Speiseröhre und Magen, wichtig auch als Schließvorrichtung, wird durch einen weiteren Ringmuskel übernommen, dem sog. unteren Speiseröhrenschließmuskel (Abb. 1 a).

Die Speiseröhre verläuft vor der Brustwirbelsäule und im oberen Anteil hinter der Luftröhre (Trachea) und der Brusthauptschlagader (Aorta thoracica) sowie hinter dem linken Vorhof des Herzens.

Der Querschnitt durch die mittlere Speiseröhre (tubulärer Oesophagus) zeigt von innen nach außen die verschiedenen Schichten (Abb. 1 b): Das innere Lumen ist durch eine widerstandsfähige Zelltapete, dem mehrschichtigen Plattenepithel, ausgekleidet, in welchem Schleimdrüsen eingelagert sind. Der bindegewebigen Zwischenschicht (Submucosa) schließen sich die innere ringförmige Muskelschicht und dann die äußere Längsmuskelschicht an. Nur der obere Schlundschnürer (oberer Oesophagussphinkter) besteht aus quergestreifter Skelettmuskulatur, die der Mensch z. B. beim Schluckakt willkürlich zusammenziehen (kontrahieren) und erschlaffen lassen kann. Dagegen wird der Hauptanteil der Speiseröhre, d. h. der gesamte Muskelschlauch und der untere Speiseröhrenschließmuskel (unterer Oesophagussphinkter), durch glatte Ring-, Längs- und Quermuskulatur ausgebildet, deren Steuerung durch das vegetative Nervensystem und lokale Reflexe erfolgt und nicht willkürlich beeinflußt werden kann.

Die *Blutversorgung* erfolgt über Arterienäste der Schilddrüsenarterien, der Zwischenrippenarterien und der Zwerchfellarterie sowie im untersten Teil durch Äste der linken Magenarterie. Die Venen begleiten die Arterien und bilden ein Geflecht aus, welches die Pfortadervenenäste des Bauchraumes und die obere Hohlvene verbindet.

4 · Speiseröhre

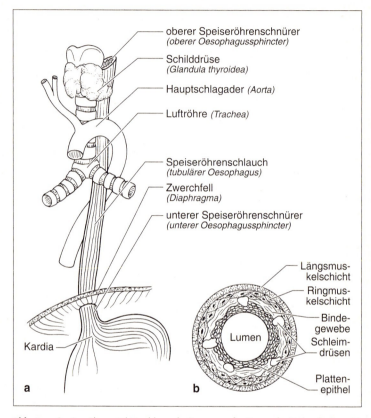

Abb. 1a: Speiseröhre und Nachbarschaftsorgane. **b:** Querschnitt durch die mittlere Speiseröhre

Dieses Geflecht kann z. B. bei Leberzirrhose (Leberverhärtung) zu Speiseröhrenkrampfadern (Oesophagusvarizen) anschwellen.
Die *nervöse Versorgung* der Speiseröhre erfolgt über Seitenäste des parasympathischen Nervus Vagus, der mit 2 Ästen neben der Speiseröhre zum Magen verläuft, sowie durch Äste des sympathischen Nervensystems, die aus der Wirbelsäule zwischen den Wirbelkör-

pern austreten und horizontal zur Speiseröhre ziehen. Die autonomen Nerven übertragen unwillkürlich Nervenimpulse als Befehle für Funktionsabläufe vom zentralen Nervensystem (ZNS) und Rückenmark über spezifische Nervenzellen und Nervenfasern (Nervenplexus) auf die Muskelschichten der Speiseröhre.

2. Wie funktioniert und welche Aufgaben hat die Speiseröhre?

Die wesentliche Aufgabe der Speiseröhre besteht in dem Transport von im Mund aufgenommenen Speisen und Getränken in den Magen. Hierbei müssen die Speisen gut durchkaut und eingespeichelt werden. Der Schluckakt und der Transport eines festen Bissens (Speisebolus) oder eines Schluckes Flüssigkeit werden durch das feine Zusammenspiel der willkürlichen Mundboden- und Rachenmuskulatur und der unwillkürlichen Speiseröhren- und oberen Magenmuskulatur vermittelt. Durch lokales ringförmiges Zusammenziehen des Muskelschlauches werden relativ hohe Druckanstiege bis 150–180 mmHg erzeugt. Die Druckwelle, die den Bolus vom Mund in den Magen befördert, läuft – einmal im oberen Schlundschnürer angeregt – mit gleichförmiger Geschwindigkeit innerhalb von 5–10 Sekunden bis zum Übergang in den Magen. Zu Beginn des Schluckaktes erschlaffen der obere und gleichzeitig auch der untere Speiseröhrenschließmuskel, und beide Muskeln schließen sich normalerweise spontan, wenn der Bolus den Magen erreicht. Hierdurch wird ein Zurückfließen von Speisen und Magensaft in die Speiseröhre verhindert. Dieser Vorgang wird primäre *Peristaltik der Speiseröhre* genannt. Der Schließmechanismus des unteren Speiseröhrenschließmuskels (unterer Oesophagussphinkter) ist relativ störanfällig. Normalerweise wird der in die untere Speiseröhre zurückfließende Mageninhalt durch sogenannte sekundäre *peristaltische Wellen* wieder in den Magen zurückbefördert. Dieser Mechanismus kann dekompensieren (erschöpfen) mit daraus resultierender anhaltender Öffnung zwischen Oesophagus und Magen. Hierdurch kommt es über eine verstärkte Refluxbildung von Magensaft zur Entzündung der unteren Speiseröhre (siehe Kapitel Refluxkrankheit der Speiseröhre) (s. Abb. 2).

Gelegentlich kann es auch, besonders bei älteren Menschen, zu möglichen stehenden Kontraktionswellen im Speiseröhrenmuskel kommen (sogenannte tertiäre Kontraktionen), wodurch der Speisetransport durch die Speiseröhre funktionell behindert werden kann,

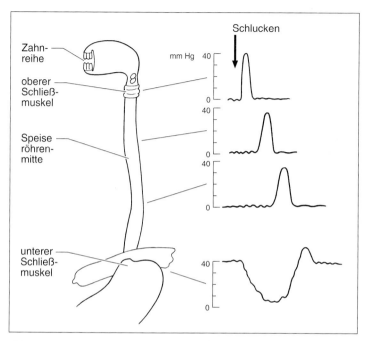

Abb. 2: Schematische Darstellung des Schluckaktes:
Nach dem Schlucken des Speisebolus entsteht dicht unterhalb des oberen geöffneten Schließmuskels eine Kontraktionswelle mit Druckanstieg über 40 mm Hg, die den Bolus gleichförmig innerhalb von 60–10 sek in den Magen befördert (= Primäre Peristaltik). Beachte, daß bereits bei Beginn der Kontraktionswelle in der oberen Speiseröhre der untere Speiseröhrensphinkter erschlafft mit Druckabfall der normalen Spannung von 40 mm Hg auf 0 und sich erst wieder mit normalen Druckwerten schließt, wenn der Bolus den Magen erreicht hat

wodurch wiederum entsprechende Beschwerden auftreten können (siehe diffuser Oesophagusspasmus).
Die Geschwindigkeit des Speiseröhrentransportes hängt von der Konsistenz der aufgenommenen Nahrung ab. So gelangen Flüssigkeiten schneller als feste Speisen in den Magen. Die primäre Peristaltik

der Speiseröhre kann Speisen auch «bergauf», also entgegen der Schwerkraft, z. B. bei Kopftieflage, in den Magen befördern. Im Extremfall kann der Mensch auch im Kopfstand schlucken. Weiterhin wird die Geschwindigkeit des Schluckaktes durch die Temperatur der Speisen (kalt langsamer als warm) oder durch psychische Belastung beeinflußt. So verlangsamt sich der Speisetransport bei Aufregung und Angstgefühlen.

Bleiben Speisereste in der Speiseröhre liegen, so werden sie durch sogenannte sekundäre peristaltische Vorgänge, die in Höhe des steckengebliebenen Speiserestes beginnen, nach unten zum Magen hin befördert. Dies gilt auch für aus dem Magen hochgewürgte, aber nicht erbrochene Speisereste. Der Vorgang wird Reinigungsfunktion (Klärfunktion) der Speiseröhre genannt.

3. Typische Beschwerden, die durch Erkrankungen der Speiseröhre hervorgerufen werden

Leitsymptome bei Erkrankungen der Speiseröhre sind in erster Linie
- Schluckbeschwerden und Schluckerschwernis (Dysphagie) bei Speiseröhrenenge durch schrumpfende entzündliche oder bösartige Prozesse
- Schmerzen beim Schlucken (Odynophagie)
  Die Pseudodysphagie ist eine Schluckstörung ohne nachweisbare organische Krankheit der Speiseröhre, z. B. bei psychischen Streßsituationen wie Angst, Neurosen u. a.
- Brennen hinter dem Brustbein (Sodbrennen)
- Hervorwürgen unverdauter Speisen und Schleim (Regurgitieren, sauer / nicht sauer)
- Bluterbrechen bei stark blutenden Prozessen in die Speiseröhre ist relativ selten, z. B. bei Krampfadern der Speiseröhre (Oesophagusvarizen).
- Vermehrter Speichelfluß (Sialorrhoe) bei fast vollständiger Einengung (Stenose) des Speiseröhrenlumens
- Globusgefühl, d. h. Fremdkörpergefühl im Hals, ohne daß ein Fremdkörper wie Speisereste o. ä. im Schlund nachweisbar ist, häufig bei Nervenleiden (Neurosen)
- Schluckauf (Singultus) entsteht durch Zusammenziehen (Kontraktion) des Zwerchfells. Der Singultus kann durch zahlreiche entzündliche oder bösartige Prozesse in der Speiseröhre und dem oberen Magen sowie der Bronchien und Lungen im Brustraum oder nach Operationen des Brustraumes ausgelöst werden. Andere Ursachen sind Erkrankungen im Gehirnbereich wie Tumore, Hirnverletzungen (Schädelhirntrauma), Schlaganfall etc. Die *Behandlung* wird durch Atemanhalten, Atmen im geschlossenen Beutel (z. B. Plastiktüte) und durch verschiedene Medikamente (z. B. Diazepam (Valium®) oder Protactyl (Atosil®) o. ä.) vorgenommen.
- Husten, Atemnot (Dyspnoe) bei Übergriff der Speiseröhrenerkran-

kung auf die Luftröhre und Bronchien mit Einengung und Durchbruch sowie Ausbildung einer Fistel.
Hierdurch gelangen Speisen vom Oesophagus in die Luftröhre (Aspiration).

— Gewichtsabnahme durch verminderte Kalorienaufnahme infolge der Schluckstörung und der Schluckerschwernis
— Übler Mundgeruch (Halitosis) wird in der Regel im Mundraum verursacht durch bakterielle Zersetzung von Speiseresten in Zahntaschen oder aus dem Nasenrachenraum oder den Atemwegen und nur sehr selten durch längeres Liegenbleiben von Speiseresten vor Engen in der Speiseröhre oder im Magen, z. B. durch einen Tumor oder durch Ausbuchtungen (Divertikel).
— Veränderungen der Zunge, als dem angeblichen Spiegelbild des Magens, werden zumeist überbewertet und sind oft anlagebedingt, wie z. B. tiefe Zerklüftungen. Auch weißliche Beläge sind in der Regel harmlos und auf mangelhaften Abrieb der Zellerneuerung auf der Zunge zurückzuführen, besonders bei Appetitmangel und verminderter Nahrungsaufnahme.

4. Diagnostische Maßnahmen zur Erkennung von Erkrankungen der Speiseröhre

Röntgenuntersuchung und Spiegelung (Oesophagoskopie)

Bei Verdacht auf eine Erkrankung der Speiseröhre infolge von typischen Beschwerden, besonders Schluckstörungen, kann das Organ durch *Röntgenkontrastuntersuchungen* (Röntgenbreischluck) oder durch *Spiegelung* (Oesophagoskopie) meist im Rahmen einer Magenspiegelung (Gastroskopie) dargestellt werden.

Röntgenologisch lassen sich das Lumen und die Schleimhaut durch Prallfüllung des Hohlorgans bzw. durch Beschlag der Schleimhaut mit flüssigem Kontrastmittel darstellen. Hierbei wird Bariumsulfat mit dicker Brei- und Pastenkonsistenz löffelweise verabreicht. Auf diese Weise lassen sich umschriebene krankhafte Prozesse, wie Ausbuchtungen (Divertikel) und besonders tumoröse Veränderungen der Speiseröhrenwand mit Einengung und Verlegung des Lumens, nachweisen, wie auch Veränderungen der Lage, der Form und besonders auch der Bewegungsabläufe beim Schluckakt beurteilen. Dagegen wird die Schleimhautentzündung besser durch die Speiseröhrenspiegelung (Oesophagoskopie) dargestellt. Ein weiterer Vorteil der Endoskopie ist neben der direkten Besichtigung der Schleimhaut die Möglichkeit, durch Gewebeentnahme die Veränderung besser abklären zu können, z. B. ob es sich um einen gutartigen entzündlichen oder beginnenden bösartigen Schleimhautprozeß handelt. Außerdem kann in vielen Fällen über das Endoskop eine lokale Behandlung erfolgen, wie die Aufweitung oder Eröffnung von organischen oder spastisch-funktionellen Engen (Stenosen), besonders bei Verkrampfungen des unteren Speiseröhrenschließmuskels (Cardiaspasmus), Laser-Behandlung, Einbringung eines Überbrückungsschlauches (Tubus) bei Tumorengen, Stillung von Blutungen durch Unterspritzung mit blutstillenden Mitteln u. a. Wegen der verschiedenen Vor- und Nachteile beider Verfahren (s. Tab. 1) werden bei Verdacht auf Speiseröhrenerkrankung in der Regel beide Verfahren gemeinsam angewandt, wobei sich die Spiegelung als Methode der ersten Wahl

12 · Speiseröhre

Tabelle 1: Diagnostische Möglichkeiten der Speiseröhrenuntersuchung

Methode	Vorteile	Nachteile
Röntgenbreischluck	– geringe Belästigung – Darstellung von gröberen Schleimhautprozessen gut möglich – Beurteilung des Schluckaktes – Erkennung von Funktionsstörungen	– kleinere Veränderungen nicht sicher darstellbar – direkte Beurteilung der Gewebeveränderung nicht möglich – Aspiration (= Verschlucken in die Speiseröhre) von Kontrastmittel bei hochsitzenden Engen der Speiseröhre
Speiseröhrenspiegelung (Oesophagoskopie)	– direkte Besichtigung der Schleimhaut – Gewebeentnahme – Behandlungsmöglichkeiten (Aufdehnung, Laser-Therapie, Blutstillung u. a.)	– stärkere Belästigung des Patienten – Schluckakt und Funktionsabläufe (Motilität) nicht gut beurteilbar

zunehmend durchsetzt und erst dann gegebenenfalls geröngt wird. Früher wurde eine umgekehrte Reihenfolge eingehalten.

24-Stunden-Langzeit-pH-Metrie

Mit dieser Methode kann ein krankhaft verstärktes Zurückfließen von saurem Magensaft (gastro-oesophagealer Reflux) festgestellt werden. Hierbei wird eine dünne Sonde über die Nase in die Speiseröhre eingebracht. Die im unteren Oesophagus gelegene Sondenspitze trägt einen Fühler, über den kontinuierlich über 24 Stunden die Säurewerte als pH-Werte gemessen und auf einen kleinen tragbaren Bandspeicher registriert werden. Die Analyse der so gewonnenen pH-Meßwerte dient der Erkennung einer Refluxkrankheit der Speiseröhre oder von Veränderungen des Refluxverhaltens unter medikamentösen und operativen Behandlungsmaßnahmen.
Die Methode ist jedoch noch nicht sehr verbreitet und noch auf spezialisierte Praxen oder Krankenhausabteilungen beschränkt.

Druckmessungen der Speiseröhre (Oesophagusmanometrie)

Bei dieser Methode werden Druckanstiege und Druckabfälle in verschiedenen Punkten in der Speiseröhre über Spezialsonden kontinuierlich registriert. Auf diese Weise werden Störungen der Funktion, z. B. beim Schluckakt oder in Ruhe, erkannt. Die Methode erfordert relativ hohen technischen Aufwand sowie ausreichende spezialisierte Erfahrung des Untersuchers und ist deshalb Spezialzentren vorbehalten.

Endoskopische Ultraschalluntersuchung (Endosonographie)

Bei dieser neuen aufwendigen und apparativ sehr anspruchsvollen Methode werden über einen an die Spitze des Speiseröhrenmagenspiegels (Gastroskop) angebrachten Schallkopf Ultraschallbilder der Tiefenausbreitung und der Nachbarschaftsorgane sowie tiefergreifende Schleimhautprozesse der Speiseröhre, des Magens und des Dünndarms gewonnen. Die Methode ist besonders für die Beurteilung von Erfolgsaussichten von Behandlungsmaßnahmen (Operation oder Bestrahlung) eine wertvolle Bereicherung).

5. Krankheitslehre – Störungen und Erkrankungen der Speiseröhre (Oesophaguserkrankungen)

5.1 Funktionsstörungen der Speiseröhre (= Motilitätsstörungen)

Definition, Ursachen und Häufigkeit

Unter primären Funktionsstörungen der Speiseröhre versteht man Bewegungsstörungen (Motilitätsstörungen) des Muskelschlauches der Speiseröhre, die in erster Linie während des Schluckaktes auftreten und hierdurch entsprechende Beschwerden verursachen. Aber auch unter Ruhebedingungen können bestimmte krankhafte Motilitätsabläufe auftreten, wie z. B. schmerzhafte Verkrampfungen (Spasmen). Die zugrundeliegenden umschriebenen Krankheitsbilder (Achalasie, diffuser Oesophagusspasmus) sind relativ selten und nur in weniger als 5% Ursache von Schluckstörungen. Häufiger sind meist kurzfristig auftretende harmlose Schluckstörungen infolge akuter psychischer Belastungen oder im Rahmen von psychiatrischen Erkrankungen, wie Neurosen und Psychosen.

Unter den sogenannten *sekundären* Störungen der Oesophagusmotilität versteht man das Auftreten von krankhaften Bewegungsabläufen der Speiseröhre infolge einer Vielzahl allgemeiner Grunderkrankungen. Diese können das Muskelsystem der Eingeweideorgane (= sogenannte glatte Muskulatur, = myogene Störungen) oder die zur Speiseröhre ziehenden vegetativen Nerven (autonome Polyneuropathie) oder Erkrankungen des zentralen Nervensystems (z. B. Schlaganfall) betreffen. Diese seltenen Möglichkeiten sollen hier nicht näher besprochen werden unter Hinweis auf die Krankheitslehre dieser Erkrankungen (s. Tab. 2).

Tabelle 2: Ursachen von sekundären Störungen der Speiseröhrenmotilität

1. Erkrankungen des Muskelsystems (Myopathie)
   - Myasthenia gravis
   - Progressive Muskeldystrophie
2. Kollagenosen (rheumatische Muskelerkrankungen)
   - Sklerodermie (bindegewebiger Muskelschwund durch Mangeldurchblutung)
   - Lupus erythomatodes
   - Dermatomyositis
3. Neurologische Erkrankungen
   - Nervenschwäche (Polyneuropathie)
   - Erkrankungen des zentralen Nervensystems (Schlaganfall etc.)

5.1.1 Achalasie

Beschwerden

Die Achalasie (idiopathische Oesophagusdilatation, Cardiospasmus) verursacht typischerweise eine *Schluckstörung* für feste *und* flüssige Speisen, d. h. bereits in den Anfängen der Erkrankung beobachtet der betroffene Patient, daß er sowohl feste Bissen wie auch Getränke nicht zu schlucken vermag bzw. es entsteht ein Gefühl des »Stehenbleibens« des Geschluckten hinter dem Brustbein, sowie Aufstoßen und *nicht saures* Erbrechen (Regurgitation), da die Speisen noch nicht in den Magen gelangt sind.

Die Achalasie und die damit verbundenen Beschwerden werden verursacht durch eine Muskelschwäche des Speiseröhrenschlauches (tubulärer Oesophagus) infolge einer gestörten Nervenversorgung. Zusätzlich kommt es zu einem reflektorischen Krampf des unteren Speiseröhrenschließmuskels (Cardiospasmus). Weitere Leitsymptome der Achalasie sind in den späteren Stadien der Erkrankung *Gewichtsabnahme* bis zu 10 kg innerhalb von wenigen Wochen und mehr infolge der ungenügenden Nahrungsaufnahme. *Husten und Bronchitis* mit Auswurf weisen darauf hin, daß besonders während des Liegens in der Nacht die in die Speiseröhre geschluckten und hier stehenbleibenden Nahrungsreste über den Kehlkopf und die Luftröhre in die Lunge gelangen (Aspiration). Hierdurch können fieber-

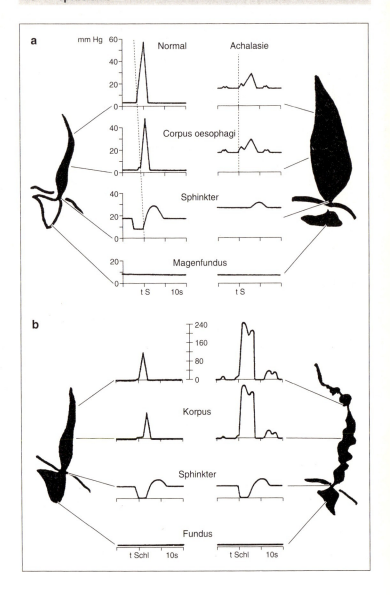

hafte Lungenentzündungen (Aspirationspneumonie) als Komplikation der Achalasie entstehen.

Diagnostik

Die Achalasie (Abb. 3 a) wird erkannt durch einen typischen Befund bei der *Röntgenuntersuchung* mit oft monströser sackartiger Aufweitung der Speiseröhre und einem sehr engen Übergang zum Magen (Cardiospasmus). Durch die *Spiegelung der Speiseröhre und des Magens* (Oesophagogastroskopie) müssen organisch bedingte Engen im Magenöffnerbereich (Cardia), z. B. durch narbige Verziehung oder Entwicklung eines Speiseröhrenkrebses oder hochsitzenden Magenkrebses, ausgeschlossen werden.
Druckmessungen (Manometrie) der Speiseröhre werden nur in besonders hierfür spezialisierten Zentren durchgeführt. Sie sind jedoch in der Regel für die Diagnosestellung entbehrlich.

Differentialdiagnose

Andere mögliche Ursachen, die vor der Diagnose einer Achalasie ausgeschlossen werden müssen, sind organische Speiseröhrenengen (Oesophagusstenosen) durch narbige Entzündung (Striktur) oder Krebs (Karzinom) sowie andere Funktionsstörungen (z. B. Oesophagusspasmus).

Behandlung

Diät: Häufig kleinere Mahlzeiten, flüssige Speisen werden hierbei *nicht* leichter geschluckt als feste Speisen (im

---

Abb. 3 a: Röntgen- und manometrische Befunde bei der Achalasie, links normal, rechts Achalasie. Beachte den erhöhten Ruhedruck des Oesophagussphinkters sowie die fehlende schluckreflektorische Erschlaffung im Sphinkter und stehende Kontraktionswellen im tubulären Oesophagus mit niedriger Amplitude. **b:** Röntgen- und Manometriebefund beim diffusen Oesophagusspasmus. Beachte die unregelmäßigen stehenden Wellen im tubulären Oesophagus mit hoher Amplitude bei normaler Sphinkterfunktion

Gegensatz zu organischen Stenosen, bei denen flüssige Speisen leichter passieren als feste)
Medikamente: Kalziumantagonisten (z. B. Nifedepin), z. B. 2 Kapseln vor dem Essen, oder Nitroverbindungen (Nitro-Spray u. a.). Diese Medikamente helfen jedoch nur in leichten Anfangsstadien.

Die **endoskopische pneumatische Dilatation** ist die Methode der Wahl. Hierbei wird die Enge des unteren Speiseröhrenschließmuskels durch Aufblasen einer mit dem Endoskop unter Röntgenkontrolle plazierten Ballonsonde über 2–3 Minuten unter hohem Druck von 200–300 mmHg aufgedehnt. Diese Behandlung führt in der Regel zur schnellen Schluckerleichterung, die über 3–6 Monate anhalten kann. Wiederholte Behandlungen sind oft notwendig und möglich. Die Zeitintervalle hängen von dem Wiederauftreten der Schluckbeschwerden ab. Durch diese Methode können *operative Eingriffe* am Speiseröhrenschließmuskel (Muskeldurchtrennung = Myotomie nach Heller) in den meisten Fällen vermieden werden.

Überwachung und Prognose

Zu 80% ist die pneumatische Dilatation erfolgreich, in 20% können noch Restbeschwerden anhalten bei deutlicher Schluckerleichterung. Wegen der Möglichkeit einer bösartigen Entartung der Schleimhaut im Schließmuskelbereich sind endoskopische Kontrollen in 1- bis 2-Jahres-Abständen, auch bei länger anhaltender Beschwerdefreiheit, notwendig.

5.1.2 Diffuser Oesophagusspasmus (Abb. 3b)

Beschwerden

Typisch sind plötzlich auftretende krampfartige Schmerzen, die in Ruhe oder während des Schluckaktes auftreten können. Schluckerschwernis ist gleichermaßen für flüssige und feste Speisen gegeben. Die Beschwerden werden durch plötzlich auftretende atypische stehende Verkrampfungen (= tertiäre Kontraktionen) verursacht, die über Minuten anhalten können, wodurch der Transport von geschluckter Nahrung erschwert ist, begleitet von krampfartigen Schmerzen. Die Funktion des unteren Speiseröhrenschließmuskels ist nicht gestört.

Diagnostik

Typische Befunde bei der *Röntgenuntersuchung der Speiseröhre* sind korkenzieherartige unregelmäßige Einengungen des Speiseröhrenlumens. Zusätzlich hilft die *Spiegelung der Speiseröhre* (Oesophagoskopie), andere Ursachen der Beschwerden auszuschließen. *Druckmessungen* (Manometrie) sind für die Diagnosesicherung ähnlich entbehrlich wie bei der Achalasie.

Differentialdiagnose wie bei der Achalasie.

Behandlung

Diät: Häufig kleine, gut gekaute Mahlzeiten.
Medikamente: Muskelerschlaffende Medikamente, wie Nitro-Präparate, Isosorbid-Dinitrat und auch Kalziumblocker (z. B. Nifedepin) helfen nur unregelmäßig und nicht nachhaltig. In vereinzelten Fällen führt die pneumatische Dialatationsbehandlung zur vorübergehenden Beschwerdelinderung (siehe Achalasie).
Prognose: gut, wiederholte Dehnungsbehandlungen u. U. notwendig.

5.2 Divertikel der Speiseröhre

Definition, Ursachen und Häufigkeit

Ein Divertikel (Blindsack) ist eine sackförmige Ausstülpung der Wand der Speiseröhre unterschiedlicher Größe. Ein Divertikel entsteht seltener in der Höhe des Übergangs vom Schlund (Pharynx) zur oberen Speiseröhre im Bereich von muskulären und bindegewebigen Schwachstellen durch regelmäßige Druckerhöhungen während des Schluckaktes. Diese Divertikel werden Halsdivertikel (Zenkersche Pulsionsdivertikel) genannt. Weiter kommen noch seltener Pulsionsdivertikel im Übergangsbereich von der unteren Speiseröhre zum Magen oberhalb des Zwerchfells als sogenannte Epiphrenische Divertikel (Zwerchfell-Divertikel) vor. Diese entstehen ähnlich wie die Halsdivertikel durch lokalisierte Druckerhöhung im Übergangsbereich verschiedener muskulärer Schichten (Abb. 4). Häufiger sind

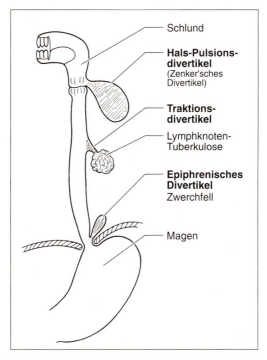

Abb. 4: Pulsionsdivertikel der Speiseröhre (1) in Höhe des Halses (= Zenker'sches Halsdivertikel) und oberhalb (2) des Zwerchfells (= epiphrenisches Divertikel) sowie Traktionsdivertikel in Höhe der mittleren Speiseröhre

dagegen sogenannte Traktionsdivertikel im mittleren Bereich der Speiseröhre. Sie entstehen durch Zug «von außen», d. h. vom umgebenden Gewebe. Sie treten in typischer Weise infolge von schrumpfenden Lymphknotenprozessen, z. B. nach Tuberkulose, auf.

Beschwerden

Während die zuletzt genannten **Traktionsdivertikel** und die **Epiphrenischen Pulsionsdivertikel** in aller Regel keine Beschwerden bereiten und nur als Zufallsbefunde bei der Röntgenuntersuchung des oberen Magen-Darm-Traktes entdeckt werden, verursachen die **Zenkerschen Halsdivertikel** uncharakteristische Halsschmerzen nach dem Essen (= postprandial) und in schweren Fällen starke Schluckstörungen (Dysphagie) dadurch, daß während des Schluckaktes Nahrungsbissen in den Blindsack des Divertikels gedrückt werden und hier zunächst verweilen, ohne spontan entleert zu werden. In fortgeschrittenen Fällen kommt es dabei zur sichtbaren Vorwölbung an der Halsseite neben dem Kehlkopf. Dieses Phänomen kann der Patient selbst beim Schlucken vor dem Spiegel beobachten. Zumeist sind *ältere Menschen* über 60 Jahre betroffen. Als Komplikation können Verschlucken mit Verlegungen der Atemwege (Aspiration) oder lokale Entzündungen mit gefährlichem Durchbruch (Penetration/Perforation) in die umgebenden Halsorgane und Gewebe auftreten.

Diagnostik

Die Diagnose des Zenkerschen Halsdivertikels wird durch die Halsuntersuchung von außen während mehrerer Schluckakte vermutet und durch entsprechende Röntgenuntersuchung mit Breischluck gesichert.

Behandlung und Prognose

Allgemeinmaßnahmen/Diät: Langsames Schlucken kleiner, gut gekauter Speisebissen mit reichlicher Flüssigkeit zwischen den festen Bissen verhindert in vielen Fällen das An-

	schwellen der Halsdivertikel. Dieses kann auch durch Kompresse mit der Faust von außen verhindert werden.
Medikamente:	Keine.
Operation:	Die chirurgische Abtragung des Divertikels ist bei beschwerdereichem Verlauf die Methode der Wahl. Die Operation ist relativ risikolos. Rückfälle können jedoch auftreten.

5.3 Hiatushernie

Definition, Ursachen und Häufigkeit

Unter Hiatushernie versteht man den Zustand, in dem Anteile des oberen Magens durch eine zu weite Zwerchfellücke (Hiatus) in die hintere Brusthöhle (dorsales Mediastinum) gleiten (Zwerchfellbruch). Entweder rutscht hierbei der Übergang von der Speiseröhre zum Magen (Cardia) zusammen mit dem oberen Magenanteil (Fundus) in die hintere Brusthöhle, oder es gleitet der obere Teil des Magens bei normaler Lage der Cardia in den Brustraum. Der erste Zustand wird axiale Hiatusgleithernie genannt, ist der Zustand dauerhaft, so spricht man von einer fixierten axialen Hiatushernie (Abb. 5). Im zweiten Falle spricht man von einer paraoesophagealen Hiatushernie, da obere Anteile des Magens neben der Speiseröhre im Brustraum liegen.

Rutschen sowohl die Cardia in den Brustraum wie auch der seitliche obere Magenanteil, so spricht man von einer gemischten axialen paraoesophagealen Hiatushernie. Es besteht eine enge Beziehung der axialen Hiatusgleithernie zur Refluxkrankheit der Speiseröhre (siehe Abschnitt 5.4.1).

Als Ursachen der Hiatushernie werden eine Bindegewebsschwäche und eine Druckerhöhung im Bauchraum durch Fettsucht, Schwangerschaft, chronische Verstopfung (Obstipation) mit erhöhter Bauchpresse beim Stuhlgang, Tragen von Bauchkorsetten u. a. angenom-

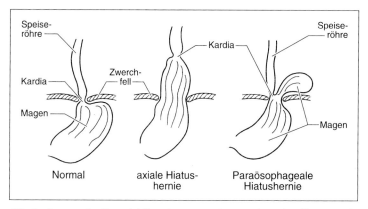

Abb. 5: Formen der Zwerchfellhernien. Normalerweise liegt der Übergang der Speiseröhre zum Magen (= Kardia) dicht oberhalb der Durchtrittslücke des Zwerchfells (Diaphragma). Bei weiter Lücke rutscht entweder der obere Magen (= Fundus) mit der Kardia in die Brusthöhle (Mediastinum) als axiale Hiatus-Gleithernie oder nur ein Teil des oberen Magens in den Brustraum mit normaler Kardialage als paraoesophageale Hernie

men. Eine axiale Hiatusgleithernie findet sich bei ca. 30–50% aller Männer und Frauen über dem 40. Lebensjahr. Diese Zustände bereiten jedoch nur in 10–20% dieser Fälle Beschwerden. Umgekehrt findet sich bei fast allen Patienten mit Refluxkrankheit der Speiseröhre eine Hiatushernie (siehe Abschnitt 5.4.1).

Beschwerden

Die **axiale Hiatushernie** ist häufig und besonders bei älteren Menschen bis zu 40% anzutreffen. Die meisten Betroffenen haben hierdurch keine Beschwerden, abgesehen von gelegentlichem Aufstoßen und flüchtigem Sodbrennen. Diese Symptome entstehen nur, wenn durch die Störung verstärkt Magensäure in die untere Speiseröhre fließt und hierdurch eine geschwürige Entzündung entsteht (Refluxoesophagitis) (siehe Abschnitt 5.4.1). Bei anhaltender geschwüriger Entzündung im unteren Oesophagus und wiederholten

Einrissen im Cardiabereich kann eine chronische Blutarmut (chronische Blutungsanämie) durch anhaltende Sickerblutung mit Eisenmangel auftreten. Nur selten kann die axiale Hiatushernie sich einklemmen (Inkarzeration) mit Gefahr der Blutung und des Durchbruchs (Perforation).

Die **paraoesophageale Hiatushernie** ist wesentlich seltener bei weniger als 1% aller Menschen anzutreffen. Nur selten ist sie begleitet von Beschwerden mit Druck- und Völlegefühl im Oberbauch, besonders nach dem Essen, Sodbrennen und Aufstoßen. In seltenen Fällen kann eine Blutarmut die Folge sein über ähnliche Mechanismen wie bei der axialen Hiatushernie.

Diagnostik

Beide Formen der Hiatushernie werden durch die Röntgenkontrastdarstellung von Magen und Speiseröhre sicher erkannt. Mit Hilfe der Spiegelung (Oesophagogastroskopie) gelingt ebenfalls die Diagnosestellung einschließlich der Aufdeckung von geschwürigen Veränderungen der Schleimhaut im unteren Speiseröhren- und Cardiabereich (= Oesophagitis).

Behandlung

Allgemeinmaßnahmen/Diät: In den meisten Fällen verursachen beide Formen der Hiatushernie keine Beschwerden und bedürfen keiner spezifischen Behandlungsmaßnahmen. Bestehen leichtere Beschwerden durch sauren Rückfluß von Mageninhalt mit Aufstoßen und Sodbrennen, so sind kleine fettarme Mahlzeiten und das Vermeiden von sauren Speisen und Getränken sowie die gelegentliche Einnahme von säurebindenden Medikamenten (Antazida) angezeigt. Außerdem sollten das Rauchen und hochprozentige Alkoholika

(Allgemeinmaßnahmen/Diät:) wie auch trockene Weine gemieden werden. Bei stärkeren anhaltenden Beschwerden gelten die ähnlichen Behandlungsrichtlinien wie bei der Refluxkrankheit der Speiseröhre und ihrer Komplikationen (siehe Abschnitt 5.4.1).
Bei Einklemmungserscheinungen und Blutungen besonders bei der paraoesophagealen Hiatushernie, kann eine *Operation* notwendig werden, wobei der obere Magenanteil (Fundus) an das Zwerchfell angenäht wird. Diese Operation wird Fundoplikatio genannt.

Die **Prognose** beider Formen der Hiatushernie ist gut. Bei komplizierend hinzutretender Refluxoesophagitis müssen jedoch eine intensivierte Behandlung und Überwachung erfolgen.

5.4 Entzündungen der Speiseröhre

5.4.1 Primäre Refluxkrankheit der Speiseröhre (Refluxoesophagitis)

Definition, Ursachen und Häufigkeit

Unter Refluxkrankheit der Speiseröhre versteht man ein krankhaft gesteigertes Zurückfließen (Reflux) von saurem Magensaft. Dies führt zur Entzündung unterschiedlicher Schweregrade (Abb. 6), die von verschiedensten und wechselnd starken Beschwerden begleitet sind. Ursache des krankhaft gesteigerten Refluxes ist bei der sogenannten häufigeren primären Form einer Refluxoesophagitis eine Störung des unteren Schließmuskels der Speiseröhre zwischen den Schluckvorgängen, besonders im Liegen beim Nachtschlaf. Hinzu kommt eine Störung der Reinigungsfunktion der unteren Speiseröhre durch gestörte peristaltische Bewegungsabläufe in diesem Bereich (gestörte Klärfunktion der Speiseröhre). Normalerweise wird kurzfristig in die untere Speiseröhre zurückgeflossener Magensaft durch diese Selbst-

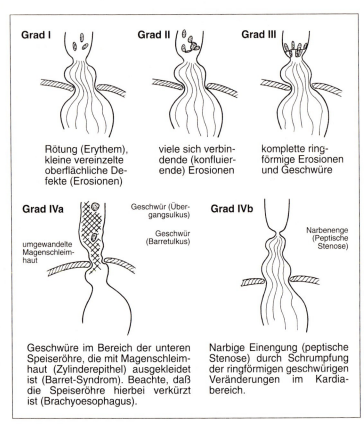

Abb. 6: Schwergrade der Refluxkrankheit der Speiseröhre. Schematische Darstellung im seitlichen Schnitt

reinigungsfunktion durch mehrere Wellenbewegungen in den Magen zurückbefördert. Diese Klärfunktion ist bei Patienten mit Refluxkrankheit der Speiseröhre deutlich primär geschwächt und wird durch die Entzündung noch weiter herabgesetzt, so daß sich ein Teufelskreis aufschaukelt. Zu ihm gesellt sich dann noch eine gestörte

Krankheitslehre · 27

Magenentleerung mit verstärktem Rückfluß von Dünndarmsaft aus dem Zwölffingerdarm in den Magen (duodenogastraler Reflux) (Abb. 7). Außerdem wird der Reflux durch zahlreiche äußere Einflüsse und Faktoren verstärkt, wie Fettsucht, Völlerei, Nikotin- und Alkoholmißbrauch, zu enge Kleidung oder bestimmte Medikamente, wie Sedativa, Schlaf- und Beruhigungsmittel, krampflösende Mittel, wie Nitro-Präparate u. a. Fast bei allen Patienten findet sich eine axiale Hiatushernie (siehe Kapitel Hiatushernie 5.3).

Häufigkeit: In der allgemeinen Bevölkerung klagen bis zu 20% der Männer und Frauen über unterschiedlich häufig auftretende Refluxbeschwerden. Bei ca. ⅓ liegt eine anhaltende Refluxkrankheit der

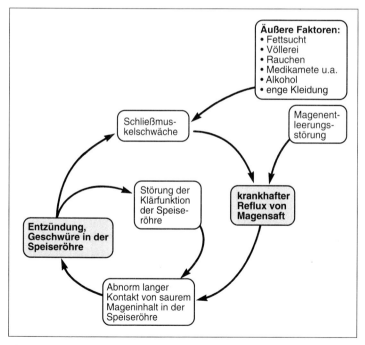

Abb. 7: Ursachen und Entstehungskette der Refluxkrankheit der Speiseröhre

Speiseröhre vor, allerdings nur zu ca. 10% sind schwerere Formen mit oberflächlichen oder gar tiefen Geschwüren nachweisbar.

Beschwerden und Komplikationen

Die Beschwerden der Refluxkrankheit der Speiseröhre werden bestimmt durch
– Sodbrennen
– Saures Aufstoßen
– Regurgitation (= Hervorbringen von saurem Mageninhalt ohne Übelkeit)
– Schmerzen hinter dem Brustbein beim Schlucken und Schluckerschwernis (Odynophagie/Dysphagie), die in den Rücken oder entlang der Rippenbögen ausstrahlen können
– Heiserkeit/Husten durch Reflux von Magensaft über die Speiseröhre in die Luftwege (Aspiration, Bronchitis)
– Seltener sichtbare *Blutungen* mit Bluterbrechen oder
– *Chronische Blutarmut* durch anhaltende Sickerblutungen mit Eisenmangel
– Gewichtsabnahme durch verminderte Nahrungs- und Kalorienaufnahme infolge der Schluckbeschwerden, besonders im Stadium IV mit Narbenenge im Cardiabereich

Die verschiedenen Beschwerden sind unterschiedlich verteilt mit abgestuften Beschwerdegraden, die größtenteils auch dem Schweregrad der Erkrankung entsprechen (Abb. 8). Ohne Behandlung schreitet die Krankheit entweder kontinuierlich oder in Schüben fort, wobei jedoch die schweren geschwürigen (ulcerösen) Narbenstadien glücklicherweise seltener erreicht werden. Durch entsprechende konsequente Behandlungsmaßnahmen und Überwachung läßt sich ein Übergang in die schwereren Stadien in der Regel verhindern, insbesondere seit Einführung moderner säurehemmender Medikamente. Neben der Entwicklung einer Narbenenge im Übergangsbereich von der Speiseröhre zum Magen (Cardia) besteht im Stadium IV Gefahr der Krebsentwicklung (Adenokarzinom) auf dem Boden einer chronischen geschwürigen Entzündung in der unteren Speiseröhre nach entsprechender Umwandlung der Schleimhaut.

Krankheitslehre · 29

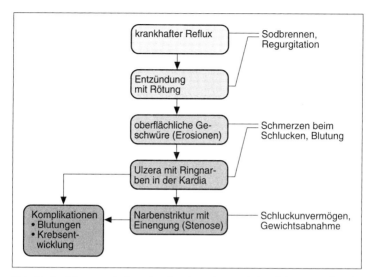

Abb. 8: Beziehung zwischen den Beschwerden und den Schweregraden der Refluxkrankheit der Speiseröhre

Diagnostik

Zur Erkennung der Refluxkrankheit und ihrer unterschiedlichen Schweregrade ist in der Regel die *Spiegelung von Speiseröhre und Magen* (Oesophagogastroskopie) geeignet, da hierdurch nicht nur der Entzündungsgrad besser als durch die Röntgenuntersuchung eingestuft werden, sondern auch andere krankhafte Veränderungen im unteren Speiseröhrenbereich, insbesondere die Entwicklung eines Speiseröhrenkrebses, erkannt bzw. abgegrenzt werden können (Abb. 8).

Bei der *Röntgenkontrastmitteluntersuchung* ist die Trefferquote für den Nachweis von oberflächlichen Schleimhautdefekten (Erosionen) nur ungenügend. Bei Narbenenge im Stadium IV (peptische Stenose) ist die Röntgenuntersuchung nötig, wenn die Passage des Magenspiegels (Gastroskop) durch die Enge nicht mehr gelingt. In diesen Fällen muß bei röntgenologischem Befund einer Narbenstriktur durch bestimmte Techniken (Bougierungsverfahren) die Enge aufgedehnt werden, wodurch dann die Passage des Gastroskops in den Magen wieder möglich wird.

Mit Hilfe der *Langzeit-pH-Metrie* läßt sich das Ausmaß des sauren Refluxes über 24 Stunden quantifizieren (zur Methode siehe Abschnitt 4, Diagnostik). Dies ist jedoch nur in schwer zu behandelnden, sogenannten therapierefraktären Fällen oder zur wissenschaftlichen Überprüfung von Behandlungserfolgen angezeigt und erforderlich.

Behandlung

Allgemeinmaßnahmen/Diät: Um den verschiedenen krankmachenden (pathogenetischen) Refluxmechanismen entgegen zu wirken, werden allgemeine Maßnahmen empfohlen, wie: kleine und häufige Mahlzeiten, die möglichst fettarm und eiweißreich sein sollten (Fett schwächt, Eiweiß stärkt nachweislich den unteren Oesophagussphinkter); das Unterlassen der Nahrungsaufnahme 2–3 Stunden vor dem Zubettgehen, Gewichtsreduktion bei Fettsucht sowie insbesondere möglichst vollständiges Rauchverbot.

Die Wirksamkeit des Hochstellens des Bettkopfendes um ca. 20 cm, z. B. durch entsprechend hohe Holzböcke oder Ziegelsteine, wurde wissenschaftlich nachgewiesen, wobei sowohl die Beschwerden abnahmen, als auch sich eine Abheilung der Geschwüre zeigte. Außerdem sollte der behandelnde Arzt darauf achten, keine Medikamente für andere Erkrankungen zu verschreiben, die den

(Allgemeinmaßnahmen/Diät:) unteren Speiseröhrenschließmuskel schwächen, wie Anticholinergika, besonders aber auch Nitrit-Präparate und Kalziumblocker bei kardiologischen Problemen. Sollten letztere Präparate nicht zu umgehen sein, so ist eine intensivierte Therapie der Refluxkrankheit notwendig (s. Abb. 9).

Medikamente: Zur Verfügung stehen Medikamente, die die Säuresekretion des Magens neutralisieren (Antazida) bzw. unterdrücken (H2-Blocker, Protonenpumpenhemmer); Medikamente mit Schutzwirkung auf die Oesophagusschleimhaut (Alginsäure, Sucralfat); Medikamente, die die gestörten motorischen Funktionen des oberen Magendarmtraktes (Gastrointestinaltrakt) verbessern (Gastroprokinetika).

Die Angriffspunkte dieser medikamentösen Möglichkeiten sind in Abb. 10 dargestellt.

Antazida: Obwohl Antazida die am häufigsten bei Refluxbeschwerden eingesetzten Medikamente sind, ist ihr therapeutischer Wert bei der Refluxoesophagitis gegenüber der Verabreichung eines Scheinmedikamentes bisher nicht bewiesen worden, trotz hoher, stärker säureneutralisierender Dosen, sowohl was die Besserung der Beschwerden als auch der geschwürigen Veränderungen angeht. Somit dürften die flüchtigen beschwerdelindernden Effekte durch die Einnahme von flüssiger Antazida eher auf die mechanische vorübergehende Reinigung des distalen Oesophagus als auf eine anhaltende Neutralisation des zurückfließenden sauren Mageninhaltes zurückzuführen sein.

H2-Blocker: Diese Medikamente haben eine relativ starke hemmende Wirkung auf die Säurebildung im Magen. Zur näheren Wirksamkeit und den Bezeichnungen der verschiedenen Präparate siehe Kapitel Behandlung von Magengeschwüren, Abschnitt Magen, 5.3.5. Die Dosierung muß relativ hoch, nämlich ungefähr doppelt so hoch

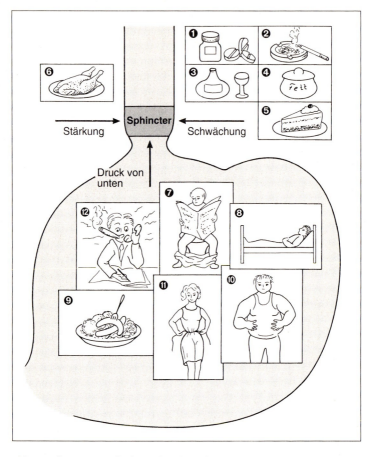

Abb. 9: Allgemeine Maßnahmen bei der Behandlung der Speiseröhrenkrankheit (Refluxoesophagitis) und krankmachende Faktoren, die die Refluxkrankheit verursachen und unterhalten. Diese müssen bei der Behandlung beachtet werden.
1. Verzicht auf sphinkterdrucksenkende Medikamente
2. Nikotinabstinenz
3. Verzicht auf alkoholische Getränke
4. Fettarme Mahlzeiten
5. Kohlenhydratarme Mahlzeiten

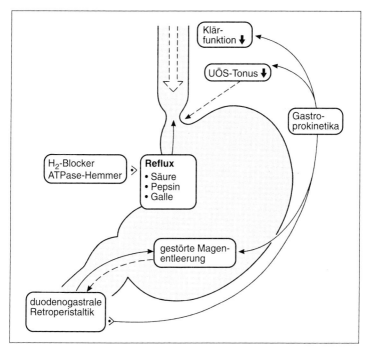

Abb. 10: Pathogenetische Faktoren bei der Refluxoesophagitis als Grundlage verschiedener Therapieprinzipien

---

6. Eiweißreiche Mahlzeiten
7. Bekämpfung der Obstipation, schlackenreiche Mahlzeiten, evtl. auch Laxantien
8. Klötze unter das Kopfende des Bettes
9. Keine großen Mahlzeiten; Zwischenmahlzeiten
10. Bei Adipositas Gewichtsreduktion
11. Keine einengenden Kleider
12. Kein Streß

wie bei der Behandlung von Magengeschwüren, erfolgen, also z. B. Ranitidin (Zantic®/Sostril®), 2× 300 mg, oder Famotidin (Pepdul®, Ganor®), 2×40 mg.

Protonenpumpenhemmer: Diese Medikamentenklasse (z. B. Omeprazol, Antra®, Gastroloc®, Pantoprazol, Pantozol®, Lansoprazol, Agopton®) hemmt die Säuresekretion des Magens noch stärker als die H2-Blocker und ist deshalb bei der Refluxkrankheit der Speiseröhre, besonders in den schwereren Stadien, noch wirksamer. Diese Medikamente werden auch Protonenhemmer genannt (s. Kapitel Behandlung von Magen- und Zwölffingerdarmgeschwüren). Die Dosis von Omeprazol beträgt 40–60 mg (2–3 Kapseln), jeweils vor dem Frühstück genommen. Die Standarddosis für Pantoprazol beträgt 40 mg bis 80 mg (1–2 Tabletten) und wird bedarfsgerecht auf 40 mg täglich bzw. jeden 2. Tag reduziert. Zur Verhütung von Rückfällen kann die Dosis dann auf 20 mg täglich herabgesetzt werden. In Deutschland ist diese Substanzklasse derzeit allerdings noch nicht zur Langzeittherapie (> 8 Wochen) zugelassen.

Schleimhautschützende Medikamente: Diese Arzneimittel wirken in erster Linie, indem sie einen Schutzfilm über die verletzte Schleimhaut (Läsion) ausbilden, den Erosionen und Geschwüren, um hierdurch die schleimhautschädigende Wirkung des zurückfließenden Magensaftes herabzusetzen. Diese Medikamente können deshalb auch gemeinsam mit den säurehemmenden Mitteln (H2-Blocker, Protonenpumpenhemmer) verabreicht werden. Der günstige Effekt von *Sucralfat (Ulcogant®)* wurde in leichten Fällen bewiesen. Das Präparat wird am besten in Form einer gelartigen Suspension 3–4 × täglich nach dem Essen verabreicht. Nebenwirkungen sind nicht zu befürchten, abgesehen von einer leicht verstopfenden Wirkung (siehe auch Kapitel Behandlung der Magengeschwüre, Abschnitt Magen, 5.3.5). Ein weiteres Präparat ist eine Kombination aus Alginsäure und Antazida *(Gaviscon®).*

Gastroprokinetika: Diese Medikamente wirken auf die Muskulatur der Speiseröhre und des Magens, indem sie die Vorwärtsbewegungen beschleunigen (propulsive Peristaltik) und den Schließmuskel der unteren Speiseröhre zusammenziehen. Hierdurch wird die Reinigungsfunktion der unteren Speiseröhre für zurückgeflossene Säure verbessert, die Magensaftentleerung in Richtung Dünndarm beschleunigt bzw. durch besseren Verschluß zwischen Speiseröhre und Magen der Säurerückfluß herabgesetzt. Außerdem werden neben dem günstigen Einfluß auf die Entzündung der Speiseröhre auch die Beschwerden, wie Sodbrennen, Aufstoßen und Übelkeit, vermindert bzw. beseitigt.

Zur Verfügung stehen:

- Metoclopramid (z. B. Paspertin®, MCP-ratiopharm®, Gastrosil®)
  Dosierung falls vom Arzt nicht anders verordnet: 3mal 1 Tablette à 10 mg *vor* den Mahlzeiten oder 3mal 15–30 Tropfen oder 2–3mal 1 Suppositorium à 20 mg.
  Zu den Nebenwirkungen s. Kapitel Magen (Therapie der Übelkeit).
- Domperidon (Motilium®, Filmtabl. à 10 mg, Lösung 1 ml = 10 mg).
  Dosierung: 30–15 Min. vor den Mahlzeiten 3mal 2 ml Lösung oder 3mal 1–2 Filmtabl.
  Zu den Nebenwirkungen siehe Kapitel Reizmagen (gilt auch für Cisaprid).
- Cisaprid (Propulsin® oder Alimix® Tabletten à 5 und 10 mg).
  Dieses neue Medikament wirkt etwas anders als Metoclopramid oder Domperidon, indem es die Freisetzung des Nervenüberträgerstoffes Acetylcholin in der Muskelschicht der Speiseröhre und des Magens begünstigt.
  Dosierung: 30–15 Min. vor den Mahlzeiten 3mal 1 Tabl. (5 oder 10 mg).

Eine *Kombination* der Gastroprokinetika und den säurehemmenden Medikamenten ist sinnvoll und möglich, wenn die Verabreichung der Einzelsubstanzen nicht ausreicht.

Praktisches Vorgehen bei der Refluxkrankheit der Speiseröhre (Refluxoesophagitis)

Nach Stellung der Diagnose und Gradeinteilung einer Refluxoesophagitis durch die Endoskopie werden zunächst die Allgemeinmaßnahmen berücksichtigt. In der Tabelle sind die verschiedenen medikamentösen Möglichkeiten und ihre Wirksamkeit zusammengefaßt. Die verschiedenen Substanzen sollten je nach Schweregrad, insbesondere auch unter dem Gesichtspunkt der vorherrschenden Sym-

Allgemeinmaßnahmen in allen Stadien

Stadium 0 - I: Prokinetika
- Metoclopramid (z. B. Paspertin®)
- Domperidon (z. B. Motilium®)
- Cisaprid (z. B. Propulsin®)
± H_2-Blocker (z. B. Zantic®) oder Antazida
- Protonenpumpenhemmer in niedriger Dosis (Antra®, Pantozol®, Agopton®)

Stadium I - II:
- H_2-Blocker oder Protonenpumpenhemmer
± Prokinetika (bei anhaltenden Beschwerden)
± Sucralfat (bei schlecht heilenden Geschwüren)

Stadium II - IV:
- Protonenpumpenhemmer (z. B. Antra®, Pantozol® u. a.) (Langzeitprophylaxe mit H_2-Blockern?)
± Prokinetika (z. B. Propulsin®, Paspertin®)
± Sucralfat (Ulcogant®)
± Endoskopische Bougierung (Operation, Fundoplikatio)

Abb. 11: Stadiengerechte Behandlung der Refluxkrankheit der Speiseröhre (Refluxoesophagitis)

ptome und Beschwerden bzw. der Schwere der endoskopisch nachgewiesenen Schleimhautgeschwüre, schrittweise eingesetzt werden (Abb. 11).
Bei der leichten Form einer Refluxoesophagitis im Stadium 0–I (s. Abb. 6) können im ersten Schritt Gastroprokinetika wie Metoclopramid oder Cisaprid, wahlweise auch Domperidon in üblicher Dosierung, verabreicht werden, unterstützt durch Antazida bei Bedarf. Bei stärkerer Ausprägung der Refluxbeschwerden empfiehlt sich der Beginn mit einem der handelsüblichen H2-Blocker, evtl. kombiniert mit einem Prokinetikum. Im Stadium I–II kann mit einem H2-Blocker in üblicher Dosierung begonnen werden, die bei nicht ausreichendem Ansprechen verdoppelt werden sollte. In diesen Fällen empfiehlt sich auch die zusätzliche Gabe eines Prokinetikums, solange die Beschwerden nicht vollständig abgeklungen sind. Versagt diese Kombinationsbehandlung, so sollte auf Protonenpumpen-

hemmer (z. B. Omeprazol (Antra®), Pantoprazol (Pantozol®), Lansoprazol (Agopton®)) in einfacher oder doppelter Standarddosis übergegangen werden. Wahlweise kann auch, besonders bei Rezidiven, mit einem Protonenpumpenhemmer begonnen werden. Im symptomenreichen Stadium II, in jedem Falle aber im Stadium III und IV, sind sie als Medikament der ersten Wahl angezeigt. Bei nicht ausreichendem Ansprechen, insbesondere des Beschwerdebildes, sollten Gastroprokinetika zugesetzt werden. Nach vollständigem Abklingen der Beschwerden und endoskopischer Abheilung der Geschwüre in der unteren Speiseröhre sollte noch über mindestens 4–8 Wochen die Behandlung fortgeführt und erst dann abgesetzt werden. In vielen Fällen muß, insbesondere bei den höheren Stadien II–IV, mit einem frühen Rückfall (Rezidiv) gerechnet werden. Gegebenenfalls ist dann eine Langzeitbehandlung über mehrere Monate bis Jahre notwendig, wobei die Medikamentenwahl sich an der Schwere der Rezidive orientiert. Erfahrungsgemäß muß auch hier in den höheren Stadien III und IV ein Protonenpumpenhemmer als überlegenes Therapieprinzip beibehalten werden, während die H2-Blocker in den leichteren Stadien ausreichen können.

Endoskopische Verfahren bei Narbenenge (Oesophagusstriktur)

Bei narbiger Einengung im Übergangsbereich von Speiseröhre zum Magen (Cardia) ist auch zusätzlich die Speiseröhre durch narbige Schrumpfung verkürzt, mit Ausbildung einer fixierten Hiatushernie (Brachyoesophagus) = Stadium IV bei Refluxkrankheit der Speiseröhre (s. Abb. 8). Bei diesen Zuständen besteht ausgeprägte Schluckerschwernis mit Gewichtsabnahme. Bei dieser Situation helfen alleine Medikamente nicht, sondern die Enge muß aufgedehnt werden (Bougierung) (Abb. 12). Hierbei wird unter Röntgenkontrolle ein Führungsdraht durch die auch für das Endoskop zunächst nicht passierbare Enge in den Magen vorgeschoben, das Endoskop über dem Führungsdraht zurückgezogen und dann mit verschieden starken Kunststoffbougies die Enge vorsichtig aufgedehnt bis zu einer ausreichenden Weite von ca. 15 mm Durchmesser. Hierdurch ist der Patient wieder in der Lage, sich normal zu ernähren. Diese Bougierung muß zunächst in kürzeren Abständen von 1–2 Wochen und

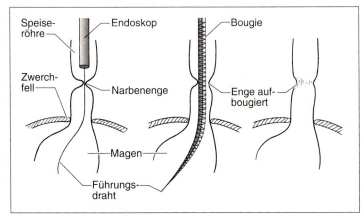

Abb. 12: Endoskopische Dehnung (Bougierung) einer narbigen Enge der Speiseröhre (Oesophagusstriktur) bei Refluxoesophagitis Schweregrad IV, näheres siehe Text

dann in längeren Intervallen von 1–3 Monaten wiederholt werden unter stark säurehemmender Medikation mit Protonenpumpenhemmern Omeprazol (Antra®), Pantoprazol (Pantozol®), Lansoprazol (Agopton®).

Operation

Nur in seltenen Fällen ist bei der Refluxkrankheit der Speiseröhre eine chirurgische Behandlung notwendig. Eine Indikation ist gegeben, wenn trotz Ausschöpfung aller möglichen allgemeinen und neueren medikamentösen Maßnahmen die Beschwerden weiterhin anhalten. Die früher häufiger durchgeführte Operation zeigte in vielen Fällen langfristig keine befriedigenden Ergebnisse. Außerdem sind die Operationsverfahren durch eine Reihe von Folgezuständen, wie zu enges Zuschnüren der Cardia und Nervus Vagus-Verletzung, belastet (Denervationssyndrom). Infrage kommt in erster Linie eine sogenannte Fundoplikatio, wobei zum besseren Verschluß zwischen Speiseröhre und Magen ventilartig eine Manschette aus der oberen Magenwand um die untere Speiseröhre genäht wird (s. Therapie der Hiatushernie, Abschnitt 5.3.4).

5.4.2 Verätzungen der Speiseröhre (Oesophagusverätzung)

Definition, Ursachen und Häufigkeit

Verätzungen der Speiseröhre sind schwere flächige und geschwürige Schleimhautzerstörungen, wobei die oft sehr tiefen Geschwüre (Ulcerationen) alle Wandschichten erfassen können mit Durchbruch in die freie Brusthöhle (Mediastinum) oder in die Nachbarorgane (besondes Luftwege) (Schweregrade I–IV siehe Abb. 13). Verätzungen sind immer Folge eines versehentlichen oder in Selbstmordabsicht (suizidal) vorgenommenen Trunkes verschiedener Flüssigkeiten und Substanzen. Am häufigsten sind die besonders gefährlichen **Laugenverätzungen** bei Kleinkindern (Waschmittellösungen und Pulver), gefolgt von **organischen Lösungsmitteln** (Waschbenzin, Benzol, Tetrachlorkohlenstoff und andere halogenierte Kohlenwasserstoffe). Seltener sind **Säureverätzungen** durch Trinken konzentrierter anorganischer Säuren, wie Salz- oder Schwefelsäure. Eine Sonderform stellen die sogenannten **Medikamentenulcera** der Speiseröhre dar. Hierbei entstehen lokalisierte Schleimhautgeschwüre, wenn bestimmte Tabletten mit hoher schleimhautätzender Wirkstoffkonzentration in der Speiseröhre an einer bestimmten Stelle über Stunden haften bleiben. Die Geschwüre können sich ebenfalls sehr tief entwickeln mit Durchbruchgefahr (Perforation) in die Nachbarschaftsorgane und den freien mittleren Brustraum (Mediastinum). Zur Vermeidung sollte der Patient bei der Tabletteneinnahme immer zusätzlich

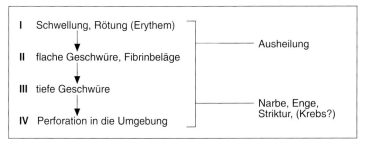

Abb. 13: Schweregrade und Stadien der Speiseröhrenverätzung

reichlich Flüssigkeit trinken, um einen Transport des Medikamentes in den Magen zu gewährleisten. Tablettenulcera werden besonders häufig beschrieben für Antibiotika (Tetrazykline!), Eisen-Präparate, Kalium-Präparate, Rheumamittel, Vitamin C-Tabletten u. a.

Beschwerden

Je nach Dauer seit der Verabreichung der Ätzsubstanzen sowie je nach der daraus resultierenden Schwere der Schleimhautschädigung reichen die Beschwerden von Symptomenfreiheit bzw. nur leichten Schmerzen und Mißempfindungen beim Schlucken über stärkere Schmerzen hinter dem Brustbein bis hin zum heftigsten «Vernichtungsschmerz» hinter dem Brustbein, begleitet von Schocksymptomen und Fieber infolge der sich im Brustraum ausbreitenden Infektion nach Durchbruch der Geschwüre. Auch Bluterbrechen (Hämatemesis) ist möglich. In vielen Fällen beginnen und steigern sich die Beschwerden erst einige Stunden nach der Aufnahme der Ätzsubstanz durch die langsame Entzündung der Geschwüre. Gefürchtet sind *Spätkomplikationen* nach schweren Verätzungen mit Narbenenge (Striktur), die oft erst Monate bis Jahre nach dem akuten Ereignis auftreten. Die Folgen sind Schluckerschwernis (Dysphagie) und Schmerzen beim Schlucken (Odynophagie), wobei bei verminderter Nahrungsaufnahme oft eine starke Gewichtsabnahme resultieren kann.

Bei chronischen Vernarbungen ist eine bösartige Entwicklung der Entzündung mit Ausbildung eines Speiseröhrenkrebses möglich, weshalb in diesen Fällen regelmäßige endoskopische Kontrollen notwendig sind.

Die Tablettenulcera führen ca. 6–12 Stunden nach der Medikamenteneinnahme zu bohrenden, umschrieben lokalisierten Schmerzen hinter dem Brustbein. Werden die Tabletten dann nicht schnell mit dem Endoskop herausgenommen oder der Magen gespült, so drohen tiefe Ulcerationen mit Durchbruchgefahr (Perforation) sowie spätere Narbenenge in diesen Bereichen (Striktur).

Diagnostik

Die Angaben des Patienten (Anamnese) und seiner Angehörigen (Fremdanamnese) sind für den behandelnden Arzt unerläßlich, wobei möglichst eine Probe der infrage kommenden Ätzsubstanz vorgelegt werden sollte. In der Regel wir die Diagnose über das Ausmaß und der Schweregrad der Schleimhautveränderungen dann durch eine vorsichtig vorgenommene *Endoskopie* der Speiseröhre und des Magens (Oesophagogastroduodenoskopie) gestellt, nachdem der Rachen ausgeleuchtet und inspiziert wurde. Bei Verdacht auf Durchbruch der Speiseröhrenwand (Perforation) wird eine Röntgenuntersuchung mit einem wässrigen Kontrastmittel vorgenommen. Schwere Schleimhautveränderungen und Komplikationen zeigen sich durch Fieber und Erhöhung der weißen Blutkörperchenzahl (Leukozytose) an. Außerdem wird in der Akutphase ein Röntgenbild des Brustraums (Thorax) zum Nachweis bzw. Ausschluß einer Perforation vorgenommen.

Nach Abheilen der Akuterscheinungen sind später *endoskopische Kontrollen* zum Nachweis der vollständigen Abheilung der Schleimhautveränderung bzw. zur Überwachung der narbigen Folgeerscheinungen nötig. Hierbei wird auf die Entwicklung einer Narbenenge (Striktur) oder gar eines Speiseröhrenkrebses geachtet.

Behandlung der Speiseröhrenverätzung

Entscheidend für den Behandlungserfolg und die Verhütung der akuten (sofortigen) und späteren Komplikationen ist die möglichst schnelle Beseitigung der Reste der Ätzsubstanz durch Trinken von Wasser oder Milch. Bei Laugenverätzungen werden Essigwasser, bei den selteneren Säureverätzungen verdünnte Seifenlösung empfohlen. Bei Entwicklung eines schweren Krankheitsbildes wird der Patient unter Bedingungen der Intensivmedizin im Krankenhaus überwacht und behandelt, einschließlich der Gabe von Schmerzmitteln. Antibiotika, Ruhigstellung der Speiseröhre durch Magenschlauch, Infusionsbehandlung. Bei späterem Auftreten einer Narbenenge (Striktur) werden endoskopische Bougierungen (siehe Kapitel 5.4.1.4) und regelmäßige endoskopische Kontrollen im Rahmen eines Überwachungsprogramms nötig. Bei der selteneren Neigung zu schnellen Rückfällen der Narbenenge (Restenosierung) sind unter Umständen lebenslange Bougierungsbehandlungen nötig, die der Patient auch selbst erlernen und durchführen kann (Selbstbougierung).

Tablettenulcera heilen nach Reinigung des Geschwürgrundes mit dem Endoskop in der Regel in wenigen Tagen bis 2 Wochen von selbst ab. Bei tiefen Geschwüren ist jedoch auf die Entwicklung einer Narbenenge durch endoskopische Kontrolluntersuchungen zu achten.

5.4.3 Verletzungen der Speiseröhre – Spontaner Oesophagusriß (Oesophagus-Ruptur)

Definition und Ursachen

Speiseröhrenverletzungen entstehen durch verschluckte spitze und kantige Fremdkörper (z. B. Knochensplitter, Haarnadel etc.). Das Risiko für in früheren Zeiten häufiger vorkommende instrumentelle Verletzungen bei diagnostischen Eingriffen, z. B. durch die Magenspiegelung, ist durch Verbesserung der Technik und Entwicklung weicher und biegsamer Endoskope nur noch extrem selten in letzter Zeit beobachtet worden. Die Verletzungen sind entweder oberflächlich und relativ harmlos oder tiefergreifend und dann schwerwiegend. Sehr selten kann ein sogenannter spontaner Riß der Speiseröhrenwand (Oesophagus-Ruptur) bei heftigem Erbrechen entstehen. Eine Sonderform ist das sogenannte **Mallory-Weiss-Syndrom**. Hierbei kommt es zumeist nach übermäßigem Alkoholgenuß durch heftiges Erbrechen zu einem mehr oder weniger tiefen Einriß der Schleimhaut am Übergang der Speiseröhre zum Magen (Cardia). Dadurch werden tieferliegende Gefäße aufgerissen, aus denen es relativ stark bluten kann.

Beschwerden

Typisch für tiefere Speiseröhrenverletzungen sind Schmerzen hinter dem Brustbein, Atemnot und Entwicklung von Luft unter der Haut an der oberen Brust und am Hals (Hautemphysem) bei Durchbruch (Perforation) des Speiseröhrenmuskelschlauches. In letzteren Fällen droht die Entwicklung einer Entzündung des Brustraumes (Mediastinitis) bzw. einer Luftansammlung zwischen den Rippenfellen (Pneumothorax). Diese Komplikationen zeigen sich neben den starken Schmerzen durch Fieber und Anstieg der weißen Blutkörperchen (Leukozytose) an. Die Beschwerden einer spontanen Oesophagus-Ruptur ähneln denen einer tiefergreifenden Oesophagusverletzung durch äußere Einwirkung. Typisch für das Mallory-Weiss-Syndrom ist Bluterbrechen (Hämatemesis), nachdem ein nicht-blutiges Erbrechen vorausgegangen war, wodurch der Einriß entstand (zuerst «weißes», dann «rotes» Erbrechen).

Diagnostik

Bei der körperlichen Untersuchung weist ein Knistern unter der Haut auf die Entwicklung eines Hautemphysems im Bereich des Halses und der oberen Brust hin. Die Röntgenaufnahme des Oberkörpers (Röntgen-Thorax) zeigt gegebenenfalls Luft im Brustraum, dem Rippenfellraum (Pneumothorax), und bestätigt das Hautemphysem. Die Röntgenuntersuchung der Speiseröhre wird mit wäßrigem Kontrastmittel vorgenommen und zeigt mögliche Perforationen mit Austritt von Kontrastmittel aus der Speiseröhre in den Brustraum. Die vorsichtig durchgeführte Spiegelung der Speiseröhre dient der Lokalisation eines Einrisses sowie gegebenenfalls der Entfernung eines Fremdkörpers (Extraktion) mit speziellen endoskopischen Faßzangen.
Das Mallory-Weiss-Syndrom mit seinem Schleimhauteinriß am Übergang von der Speiseröhre zum Magen wird am sichersten durch die Endoskopie (Oesophagogastroskopie) erkannt.

Behandlung

Die Maßnahmen richten sich nach der Tiefe der Verletzung und den resultierenden Beschwerden. In jedem Fall muß der Patient im Krankenhaus intensiv überwacht und mit allen Möglichkeiten behandelt werden, um eine Ausbreitung einer möglichen Infektion in den

Brustraum zu verhindern (Antibiotika, Infusionen, Schmerzmittel, Magenschlauch u. a.).
Bei tiefer perforierender Ruptur muß eventuell operiert werden. Der blutende Schleimhauteinriß wird im Rahmen der endoskopischen Untersuchung mit blutstillenden Mitteln unterspritzt oder mit Laser-Strahl behandelt. Operationen wegen blutender Verletzungen im Speiseröhrenbereich sind insbesondere wegen des relativ hohen Operationsrisikos und der Erfolge der endoskopischen Blutstillungsverfahren nur noch selten notwendig.

5.4.4 Infektionen der Speiseröhre

Definition, Ursachen und Häufigkeit

Infektionen der Speiseröhre durch Bakterien, Pilze oder Viren sind sehr selten und treten in der Regel nur bei Patienten mit schweren Grunderkrankungen und Abwehrschwäche auf, z. B. Immunschwäche (Aids) oder Blutkrankheiten (z. B. Leukämie).
Pilzinfektionen mit Soor (Candidia albicans) als sogenannte Soormykose der Speiseröhre sind typisch bei Patienten, die unter medikamentöser Krebsbehandlung mit Zytostatika und resultierender Schwächung der Blutbildung stehen. Sie können aber auch bei Patienten, die durch eine schwere Grundkrankheit geschwächt sind und/oder Antibiotika oder Cortison-Präparate erhalten, auftreten.
Unter den Viruserkrankungen ist die Infektion mit dem Herpessimplex-Virus die häufigere Ursache bei den seltenen viral bedingten Speiseröhreninfektionen.

Beschwerden

Typische Beschwerden sind brennende Schmerzen hinter dem Brustbein (Retrosternalschmerz), Schluckbeschwerden und selten Blutungen mit Bluterbrechen. Die Symptome bessern sich nicht durch säurebindende (Antazida) oder säurehemmende (H2-Blocker, Omeprazol) Medikamente im Gegensatz zu den ähnlichen Beschwerden bei der Refluxkrankheit der Speiseröhre (siehe Kapitel 5.4.1).

Diagnostik

Die Infektionen wie auch die Art der verursachenden Erreger werden durch die Spiegelung der Speiseröhre (Oesophagoskopie) mit Entnahme einer Gewebsprobe (Biopsie) bzw. Bürstenabstrich sicher erkannt. Die Schleimhaut ist in typischerweise gerötet und weist Geschwüre oder Beläge auf in unterschiedlicher Höhe und Stärke innerhalb der gesamten Speiseröhre.

Behandlung

Die meisten Infektionen der Speiseröhre klingen spontan ab, wenn die verursachenden Erkrankungen behandelt oder die auslösenden Medikamente, wie Zytostatika oder Cortison, abgesetzt werden. Zusätzlich können gezielt Medikamente verabreicht werden, die direkt und spezifisch gegen die jeweils bestimmten Erreger gerichtet sind, z. B. Nystatin (Moronal®-Suspension) als Antimykotikum bei Pilz(Soor)-Infektionen oder Acyclovir (Zovirax®) bei Herpes-simplex-Oesophagitis.

5.5 Speiseröhrenkrebs (Oesophaguskarzinom)

Definition, Ursachen und Häufigkeit

Die Schleimhaut der Speiseröhre kann im Laufe des Lebens an bestimmten Stellen bösartig entarten. Die Veränderung wird dann Speiseröhrenkrebs genannt. Da die Schleimhaut der Speiseröhre vorwiegend aus Plattenepithel besteht (siehe Anatomie, Kap. 1), nennt man diese Krebsform Plattenepithelkarzinom. Nur im untersten Übergangsbereich der Speiseröhre zum Magen (Cardia) kann sich aus dem zylindrischen Drüsenepithel ein sogenanntes Adenokarzinom ausbilden, welches dann jedoch auch schon zum Magenkrebs gerechnet wird. Diese Unterscheidung ist für die Behandlung (Operation oder Bestrahlung, siehe unten) wichtig.
Bevorzugte Lokalisation des Speiseröhrenkrebses sind das untere und mittlere Speiseröhrendrittel, während hochsitzende Tumoren im oberen Drittel wesentlich seltener sind. Der Grund hierfür liegt

möglicherweise in der stärkeren mechanischen und chemischen Belastung der unteren Speiseröhrenschleimhaut beim Schlucken. Es wird nämlich angenommen, daß zahlreiche Nahrungsstoffe und Genußmittel die Krebsentstehung begünstigen oder auslösen können, wie die gewohnheitsmäßige Aufnahme von zu heißen und zu stark gewürzten Speisen und Getränken, besonders Tee, hochprozentige Alkoholika. Auch dem starken Zigarettenrauchen wird eine ursächliche Rolle zugesprochen. Dementsprechend sind Männer ca. 5mal häufiger als Frauen betroffen, bevorzugt im Alter von 50–70 Jahren.

Der Speiseröhrenkrebs ist die vierthäufigste Krebsform des Magen-Darm-Traktes nach dem Krebs des Dickdarms, des Magens und der Bauchspeicheldrüse (letztere in abnehmender Häufigkeit).

Patienten mit schwerer chronischer unbehandelter Refluxkrankheit der Speiseröhre (siehe Abschnitt 5.4.1) oder mit Achalasie (siehe Abschnitt 5.1.2) stehen unter einem erhöhten Risiko für einen Speiseröhrenkrebs.

Beschwerden

Der Beginn des Tumorwachstums verursacht keine Beschwerden. Deshalb gibt es keine typischen Frühsymptome. Erst in fortgeschrittenen Stadien führt die Einengung des Speiseröhrenlumens zur Schluckerschwernis, zunächst für feste, dann auch für flüssige Speisen. In wenigen Wochen kann es dann infolge verminderter Nahrungs- und damit Kalorienaufnahme zu deutlicher Gewichtsabnahme kommen.

Ein Tumorwachstum in die Umgebung (Tumorinfiltration) kann seltener Schmerzen hinter dem Brustbein bzw. Einbruch in die Luftwege, Aspiration von geschluckter Nahrung in die Luftwege mit starken Hustenanfällen während und nach dem Essen verursachen (Abb. 14).

Diagnostik

Da Frühsymptome fehlen, wird der Speiseröhrenkrebs in der Regel erst in den beschwerdehaltigen Spätstadien erkannt. Frühformen

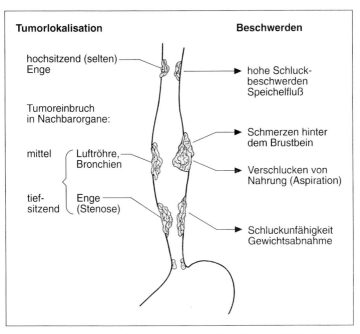

Abb. 14: Typische Leitbeschwerden bei Speiseröhrenkrebs in Abhängigkeit von der Lokalisation des Tumors

werden dagegen meist nur zufällig im Rahmen einer Magenspiegelung, die z. B. wegen uncharakteristischer nervöser Magenbeschwerden durchgeführt wird, erkannt.

Neben der *endoskopischen Untersuchung* der Speiseröhre einschließlich Gewebeentnahme dient die *Röntgenuntersuchung* der Abschätzung und Beurteilung der Ausdehnung des Tumors, der Enge bzw. der Erkennung einer möglichen Fistelung in die Luftwege. Die Röntgenaufnahme der Brust (Thorax) dient der Erkennung der Tumorausbreitung in den Brustraum und in die Lunge. Durch Endosonografie und/oder Computertomografie wurden die Tiefenausdehnung und Ausbreitung des Tumors erfaßt.

Behandlung

Diät: Die Kostform richtet sich nach dem Ausmaß der Lumenverlegung durch den Tumor. In fortgeschrittenen Stadien kann deshalb in der Regel nur passierte und pürierte sowie flüssig-breiige Kost verabreicht werden.

Medikamente: Krebsmittel (Zytostatika) werden nur in Ausnahmefällen, zumeist in Verbindung mit einer Operation oder einer Bestrahlung, eingesetzt. Eine standardisierte Behandlung mit diesen Medikamenten (Chemotherapie) ist bisher nicht bekannt.

Bestrahlung und Operation

Die einzige Möglichkeit für eine absolute (= kurative) Heilung besteht in einer radikalen chirurgischen Entfernung des Tumors. Da jedoch in vielen Fällen der Tumor zu weit fortgeschritten ist und sich ausgebreitet hat, gelingt dies nur in den selteneren Fällen. Die Bestrahlung kann in zahlreichen Fällen dagegen das Tumorwachstum für Jahre aufhalten und die Tumorenge beseitigen. Es gilt die Regel, daß tiefersitzende Tumoren eher operiert und höhersitzende Krebse eher bestrahlt werden. Kombinationsverfahren, wie Operation mit zusätzlicher Bestrahlung mit und ohne Zusatz von Krebsmedikamenten, werden zur Zeit weiter entwickelt.

Symptomatische Maßnahmen (Palliativmaßnahmen)

Bei fortgeschrittenem Tumorwachstum ist eine Heilung durch eine Operation nicht möglich. In anderen Fällen verbietet sich wegen schwerer Grunderkankungen z. B. im Herz- und Lungenbereich eine ausgedehnte Operation und es besteht Inoperabilität. In all diesen Fällen stehen folgende Verfahren zur Wiederherstellung der Speisepassage zur Verfügung ohne Anspruch auf Heilung:
— Endoskopisches Auftreiben der Tumorenge (Bougierung) mit Einspritzen von Spezialflüssigkeiten
— Endoskopisches Einlegen eines Überbrückungstubus (Plastik-

röhre), durch den dann die Passage der Speisen wieder möglich wird
- Endoskopische Laser-Therapie mit «Aufbrennen» der Enge
- Einbringen von Strahlensonden (After-loading-Therapie)
- Einlegen von Ernährungssonden in den Magen oder in den oberen Dünndarm, entweder mit endoskopischen Spezialmethoden (perkutane Gastrostomie) oder durch operative Verfahren (Witzelfistel u. a.)

5.6. Gutartige Tumoren der Speiseröhre (benigne Oesophagusneoplasien)

Definition und Häufigkeit

Gutartige Tumoren sind im Gegensatz zum Oesophaguskarzinom sehr selten in einem Verhältnis von 1:100. Sie entwickeln sich in erster Linie aus der Schleimhaut heraus (epithelial: Papillom, Adenom, Karzinoid) oder aus dem unter der Schleimhaut liegenden Binde- und Muskelgewebe (mesenchymal: Leiomyom, Fibrom, Lipom, Hämangiom u. a.) oder aus dem Nervengewebe (neurogen: Neurinom, Neurofibrom).

Beschwerden

Typisch sind je nach Ausdehnung des gutartigen Tumors Schluckerschwernis durch Lumenverlegung, verstärkter Speichelfluß (Ptyalismus), Schluckauf (Singultus), Schmerzen hinter dem Brustbein (Retrosternalschmerz) oder sehr selten eine Blutung mit Bluterbrechen.

Diagnostik

Die Diagnose wird durch eine Speiseröhrenspiegelung (Oesophagoskopie) mit Gewebeentnahme gesichert. Die Röntgenuntersuchung mit Kontrastmittelbreischluck dient der Darstellung des meist glatten kugeligen Tumors und des Ausmaßes der Lumenverlegung (Stenose). Die Brustaufnahme (Röntgen-Thorax) wird mit zur Erkennung einer lokalen Ausweitung des gutartigen Tumors in den Brustinnenraum (Mediastinum) zusätzlich durchgeführt.

Behandlung

Bei eindeutiger Sicherung der Gutartigkeit des Prozesses und zur Verhütung einer bösartigen Entartung werden kleinere Tumoren unter 1,5–2 cm Durchmesser endoskopisch (Polypektomie) entfernt und größere Prozesse chirurgisch (Ektomie) beseitigt. Spätere endoskopische Kontrollen und Verlaufsbeobachtungen sind zur Abschätzung der Rückfallneigung (Rezidivneigung) nötig.

5.7 Krampfadern der Speiseröhre (Oesophagusvarizen)

Da sich Krampfadern der Speiseröhre (Oesophagusvarizen) in der Regel bei chronischen Lebererkrankungen, insbesondere bei der alkoholischen Leberzirrhose, entwickeln, werden diese Veränderungen der Speiseröhre bei den chronischen Lebererkrankungen besprochen.

Magen und Zwölffingerdarm

1. Wie ist der Magen aufgebaut?

Der Magen (Ventriculus) entspricht einem sackförmigen Hohlmuskel, der von innen mit einer Schleimhaut ausgekleidet ist, die, als eine der wesentlichsten Funktionen des Magens, Magensaft produziert. Außerdem dient der Magen als erstes sogenanntes Reservoir-Organ, in welchem die geschluckten Speisen zunächst aufgehalten, zerkleinert und vorverdaut werden, bis die so vorbereiteten Speisen in kleinen Portionen durch rhythmische Bewegungen in den Zwölffingerdarm zur Darmpassage abgegeben werden.

Der Magen wird in vier größere Abschnitte unterteilt (Abb. 15). Der **Magenmund** (Cardia) grenzt direkt an die untere Speiseröhre. An diese schließt sich der **Magenkörper** (Corpus oder Fundus) an, der den wesentlichen Anteil des Speicherorgans ausmacht. An ihn schließt sich nach unten der **Magenausgang** an, der Antrum genannt wird, da er der Eintrittsbereich für den Darm darstellt. Das Antrum wiederum geht in den **Magenpförtner** (Pylorus) über, der ähnlich wie der obere Magenöffner (Cardia) aus einem Ringmuskel besteht. An diesen schließt sich der **Anfangteil des Zwölffingerdarms** an, der wegen seiner blasenähnlichen Form **Bulbus** genannt wird. In diesem Bereich treten die Zwölffingerdarmgeschwüre auf. Daran schließt sich der eigentliche Zwöffingerdarm an, der definitionsgemäß nicht mehr zum oberen Magen-Darm-Trakt, sondern bereits zum Dünndarm gerechnet wird und deshalb hier nicht näher, sondern in Band 2 (Darmerkrankungen) abgehandelt wird. Speiseröhre, Magen und Bulbus des Zwölffingerdarms werden gemeinsam als **oberer Magen-Darm-Trakt (oberer Gastrointestinaltrakt)** bezeichnet. Die äußere Gesamtform des Magens ist von Mensch zu Mensch sehr verschieden und wird im wesentlichen durch den Funktions- und Muskelkontraktionszustand bestimmt. So unterscheidet man je nach Form einen Stierhornmagen von einem Angelhakenmagen oder einem Langmagen.

Die Magenwand ist in verschiedenen Schichten aufgebaut. Von außen zum Bauchraum hin wird der Magen von einer dünnen spiegelnden Haut, dem sogenannten *Bauchfell* (Peritoneum) überzo-

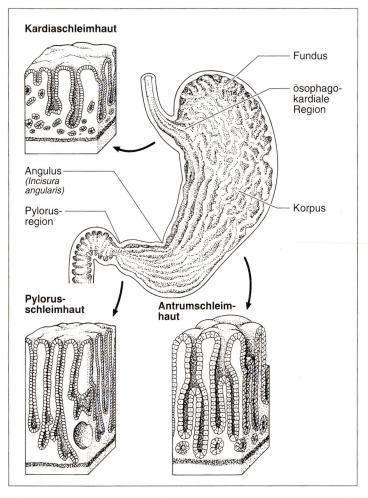

Abb. 15: Anatomische Einteilung des Magens und die histologischen Besonderheiten in den verschiedenen Magenregionen

gen, welches sich mit den umgebenden Organen, wie der Leber, der Milz und dem Dickdarm sowie dem Zwölffingerdarm, verbindet. Hierdurch wird eine Halterung des Magens im oberen Bauchraum erzielt, die eine geregelte Beweglichkeit und den Transport der aufgenommenen Speisen durch den Magen in den Darm gewährleistet.

An das Bauchfell schließt sich nach innen hin eine in mehrere Schichten angelegte Muskulatur, die in den verschiedenen Magenabschnitten unterschiedlich stark, je nach Funktion mit besonderer Verdickung im *Mageneingangs-* (Cardia) und *Magenausgangsbereich* (Pylorus), ausgeprägt ist. An die Muskulatur schließt sich wiederum nach innen die *Unterschleimhaut* (Submucosa) an, die aus lockerem Bindegewebe besteht und durchzogen wird von feinen Gefäßen und Nerven. Den Abschluß zum *Mageninneren* (Lumen) bildet dann die wichtige **Magenschleimhaut** (Mucosa), die, je nach Kontraktionszustand der Muskulatur, in Falten gelegt ist.

Lichtmikroskopisch unterscheidet sich der *Schleimhautaufbau* in den verschiedenen Magenabschnitten. Der Schleimhautüberzug vom Mageneingang bis zur Pylorusregion besteht zwar in allen Anteilen aus einer einschichtigen *Zelltapete* (Oberflächenepithel, welches Schleim produziert), wobei die einzelnen Zellen eng ineinander verzahnt sind. Die in die Schleimhaut eingelassenen Zellen und Drüsen sind entsprechend der Funktion des jeweiligen Magenabschnittes jedoch in den verschiedenen Magenabschnitten unterschiedlich. Während in der Mageneingangs- und Magenkörperregion regelrechte Drüsen in die relativ dicke Magenschleimhaut eingelassen sind, aus denen Magensäure und das Verdauungsenzym Pepsin sowie Flüssigkeit und Salze abgegeben werden, die gemeinsam den Magensaft ausmachen, finden sich im Magenausgangsbereich nur kleinere Drüsen, die keine Magensäure, sondern nur ein alkalisches Sekret produzieren. In der Tiefe der Magenschleimhaut liegen zusätzlich *endokrine Zellen*, die bestimmte Hormone produzieren und in das Blut abgeben (innere Sekretion). Ein wesentlicher Vertreter ist das *Gastrin*, welches in den G-Zellen des Antrums gebildet wird.

Der Magen wird mit Blut über größere Magenarterien und -venen versorgt, die aus der *Bauchhauptschlagader* (Aorta) gespeist werden.

Der Blutabfluß erfolgt über Magenvenen in das Pfortadersystem. Der Lymphabfluß über die unter der Schleimhaut gelegenen feinsten Lymphgefäße wird in den den Magen umgebenden Lymphknoten gesammelt, gefiltert und dann in das große *Lymphgefäß des Organismus* (Ductus thoracicus) abgegeben mit Fließrichtung in die obere Hohlvene. Dieser Lymphabfluß ist insbesondere für die Absiedlung von Tochtergeschwülsten beim Magenkrebs einschließlich des operativen Vorgehens bei dieser Erkrankung von großer Bedeutung.

2. Wie funktioniert und welche Aufgaben hat der Magen?

Sekretion

Der Magensaft besteht aus Wasser und Salzen, angereichert mit Salzsäure, dem Verdauungsenzym Pepsin sowie Magenschleim (Abb. 16). Außerdem produziert der Magen einen *Stoff (Intrinsic-Faktor)*, der für die Aufnahme von Vitamin B-12 im unteren Dünndarm von großer Bedeutung ist. Die Zusammensetzung und die Konzentration der verschiedenen Bestandteile richten sich nach dem jeweiligen Funktionszustand des Oberflächenepithels und der Magenschleimhautdrüsen. Wegen der großen klinischen Bedeutung für das Magen- und Zwölffingerdarmgeschwürsleiden soll hier im besonderen auf die komplexen Mechanismen der Magensäuresekretion im Magenkörper eingegangen werden.

Säuresekretion

In den letzten 20 Jahren wurden die Vorgänge bei der Magensäuresekretion und deren Beeinflussung durch Medikamente intensiv studiert und hierdurch die Behandlung von Magen- und Zwölffingerdarmgeschwüren erheblich verbessert.

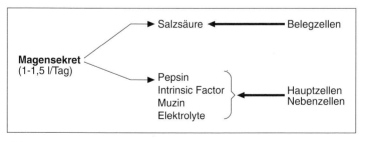

Abb. 16: Zusammensetzung des Magensekrets

Wegen dieser besonderen Bedeutung der Magensäuresekretion soll hier näher auf die Einzelheiten eingegangen werden. Magensäure wird in den *Belegzellen* (Parietalzellen) der Drüsen im *Magenkörper* (Corpus) gebildet (Abb. 17). Diese Corpusdrüsen bestehen auch aus Hauptzellen, die das Verdauungsenzym Pepsin produzieren. In dem darüber liegenden Oberflächenepithel wird der Schleim gebildet. Magensaft und Schleim werden in das Magenlumen abgegeben.
Die säurebildende Belegzelle stellt eine kleine Fabrik dar, in welcher durch komplizierte Vorgänge nach Anregung (Stimulation) über Ner-

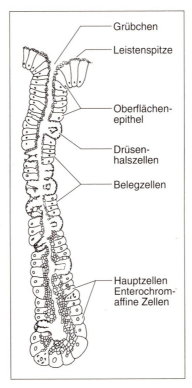

Abb. 17: Magendrüsen in der Corpusschleimhaut

ven (besonders Nervus Vagus) und Hormone (besonders Gastrin) die Säurebildung wie auch -abgabe (Sekretion) in kurzer Zeit von Sekunden bis Minuten erfolgt und über Stunden anhalten kann, abhängig von der Dauer der Stimulation. Für die verschiedenen nervalen und hormonalen Stimulationswege ist die Belegzelle mit verschiedenen kleinsten *Empfängern* (Rezeptoren) ausgestattet, die bei Erregung Signale in das Zellinnere abgeben. Hierdurch wird dann ein säurebildender Prozeß, insbesondere die Salzsäurepumpe angeregt, die dann die Magensäure in das Innere der Magendrüsen abgibt. Hier wird sie gesammelt und über ein kurzes Kanalsystem in das eigentliche Magenlumen sezerniert (Abb. 18). Weitere Einzelheiten der Magensäuresekretion wie auch ihrer Beeinflussung durch Medikamente sind in dem Abschnitt «Behandlung des Magens und Zwölffingerdarmgeschwürs» aufgeführt.

Regulation der Säuresekretion

Die Regulationsvorgänge der Magensäuresekretion werden in 3 Phasen unterschieden. In der Nüchternphase gibt die Magenschleimhaut im wesentlichen nur Wasser, Salze und nur wenig oder keine Magensäure ab. Die Stimulation der Säuresekretion wird erst durch die Nahrungsaufnahme angeregt. Bereits schon beim Riechen, Kauen oder Schmecken von Nahrung wird die Magensäureproduktion eingeleitet. Diese Phase wird Kopfphase oder kephale Phase genannt, da sie im wesentlichen über den Nervus Vagus vermittelt wird nach Anregung bestimmter Zentren im Gehirn durch die verschiedenen Sinne (Geruch, Geschmack und Sehen von Speisen). Allein die Vorstellung einer wohlschmeckenden Mahlzeit kann die Magensaftsekretion in Gang bringen. In der Regel beträgt das Zeitintervall dieser Kopfphase nur wenige Minuten, bis die mit dem Mund aufgenommenen Speisen nach Transport durch die Speiseröhre in den Magen gelangen. Jetzt setzt die sogenannte Magenphase (gastrale Phase) ein. Hierbei wird im wesentlichen die Stimulation der Magensaftsekretion durch die Dehnung der Magenwand, den Kontakt der Speisen mit der Schleimhaut und die Abgabe eines im Antrum produzierten Hormons, des Gastrins vermittelt (Abb. 19). Verlassen die Speisen nach Zerkleinerung und Vermischung mit Magensaft in kleinen Por-

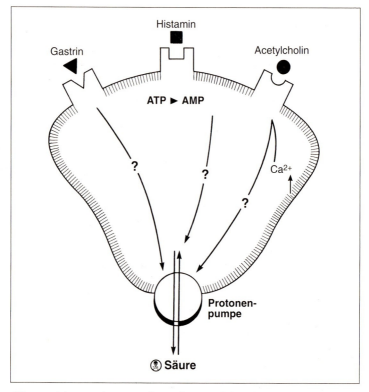

Abb. 18: Schematische Darstellung der säurebildenden Belegzelle mit den 3 wichtigen Rezeptoren für die Stimulation sowie den intrazellulären Mechanismen mit Einwirkung auf die Protonenpumpe als der Endstrecke der Säuresekretion

tionen durch rhythmische Kontraktionen den Magen über den Pylorus, so beginnt die Dünndarmphase (intestinale Phase), die im wesentlichen durch hemmende Einflüsse auf die Magensekretion bestimmt wird, d. h. wenn die Speisen in den Dünndarm gelangen, wird die Magensäuresekretion durch eigene Regulationsmechanismen langsam wieder gedrosselt. Besonders Säure und fetthaltiger Speise-

Wie funktioniert der Magen? · 61

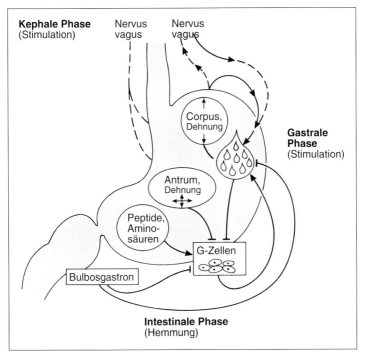

Abb. 19: Phasen der Regulation der Magensäuresekretion, näheres siehe Text

brei (Chymus) bewirken im oberen Dünndarm eine starke Hemmung der Magensaftabgabe. Die Hemmsignale werden im wesentlichen über nervale Verbindungen (Reflexbögen) zwischen dem oberen Dünndarm und dem Magen vermittelt.

Schleimsekretion und andere Schutzmechanismen der Magenschleimhaut

Die Magen- und obere Zwölffingerdarmschleimhaut ist normalerweise von einer hauchdünnen Schleimschicht überzogen, die als

Schutz gegen die aggressiven Bestandteile des Magensaftes, insbesondere Säure und Pepsin wie auch aus dem Dünndarm zurückgeflossene Gallensalze, Magenschleimhaut-schädigende Medikamente u. a., dient. Der normalerweise qualitativ hochwertige Schleim wird vom Oberflächenepithel der Magenschleimhaut, besonders unter Reizung durch den Nervus Vagus, abgegeben. Die Schleimfilmbildung kann durch bestimmte Medikamente, insbesondere Rheumamittel, gestört werden, wodurch eine Schleimhautentzündung und sogar Geschwüre auftreten können. Dieser Magenschleim ist alkalisch und dient zum Teil der Neutralisation von Magensaft. Die Alkalität wird durch die Abgabe von Bikarbonat durch das Oberflächenepithel erreicht. Weiterer Schutzfaktor der Magenschleimhaut ist eine hohe Zellbildungsrate, wodurch kleinere Defekte schnell wieder repariert werden können. Des weiteren ist auch eine intensive, gute Durchblutung wichtig für den Magenschutz gegen Säure, da nur so ausreichend energiereiche Nährstoffe und Sauerstoff an die Magenschleimhautzellen herangeführt werden können. Nur durch diese spezifischen Schutzmechanismen der Magenschleimhaut kann sich die Magenschleimhaut vor der Selbstandauung durch die aggressive Magensäure schützen. Kein anderes Gewebe des menschlichen Organismus ist sonst hierzu in der Lage.

Bewegungsabläufe des Magens (Motilität)

Die wesentlichen Bewegungsabläufe des Magens (Motilität) betreffen die Speicher- und Durchmischungsleistung sowie die Zerkleinerung und Entleerung des Speisebreis. Hierbei unterscheiden sich die oberen Magenanteile mit Cardia und Magenkörper grundlegend von dem sich anschließenden unteren Körperanteil und besonders dem Antrum des Magenausgangsbereiches. Die oberen Magenabschnitte steuern den *Mageninnendruck*. Hierbei paßt sich die *Muskelspannung* (Tonus) der Magenwand dem jeweiligen Füllungszustand an. Dieser Vorgang wird *rezeptive oder adaptive Relaxation* genannt. Durch das hierdurch entstehende Druckgefälle zwischen dem oberen und unteren Magenanteil fließen flüssige Anteile der Nahrung schnell in den Magenausgangsbereich und werden über den Pylorus entleert. Feste Partikel werden dagegen im unteren Magenbereich

(Antrum) zurückgehalten und vor der Entleerung durch intensive peristaltische Bewegungsaktivität bis zu einer Partikelgröße von einem Durchmesser von weniger als 2 mm zerkleinert. Man spricht deshalb auch von der *Magenmühle im Antrum*. Die *Entleerung* der zerkleinerten festen Bestandteile wird wiederum durch ein Druckgefälle zwischen dem oberen und unteren Magenanteil sowie insbesondere durch Druckabfall im oberen Zwölffingerdarm bestimmt. Störungen dieser Funktion führen zu Völle- und Druckgefühl, zum frühen Sättigungsgefühl Übelkeit und Erbrechen. Nähere Einzelheiten siehe Kapitel Reizmagen und Geschwürleiden. Die Magenentleerung wird beschleunigt bei erhöhtem Druck zwischen den oberen und unteren Magenabschnitten. Mitbestimmend für die *Entleerungsgeschwindigkeit* sind außerdem das Füllungsvolumen, d.h. die Menge der aufgenommenen Speisen, und deren Kaloriengehalt (sogenannte kalorische Dichte). Je mehr Speisen aufgenommen werden und je höher der Kaloriengehalt ist, insbesondere bei fettreichen Mahlzeiten, desto langsamer erfolgt die Entleerung.

Die *Steuerung der Magenbewegungen* wird durch das autonome Nervensystem (*Nervus Vagus* (Parasympathicus) und *Nervus sympathicus*) vermittelt. Die Feinregulation der Magenbewegungen geschieht jedoch über nervöse Schaltstellen innerhalb der Magenwand (Intrinsic-System). Man spricht auch von dem sogenannten Magenendgehirn (gastrales Nervensystem), welches durch ein komplexes System von Nervenfasern und Nervenzellen innerhalb der Magenwand dargestellt wird. Die geordnete Ausbreitung der elektrischen und mechanischen Aktivität von den Nervenzellen auf die Muskulatur bestimmt eine geregelte Magenbeweglichkeit, die an die verschiedenen Funktionserfordernisse angepaßt ist. Als dem wichtigsten Mechanismus für die Entwicklung von Magenbeschwerden (siehe auch folgender Abschnitt 3 «Magenbeschwerden») vermittelt eine verstärkte Spannung der glatten Muskelzellen über sogenannte *Dehnungsrezeptoren* Schmerzen sowie Übelkeit, Druck- und/oder Völlegefühl.

3. Symptomatik der Magen- und Zwölffingerdarmerkrankungen

Typische Beschwerden oder Leitsymptome, die auf Erkrankungen des Magens hinweisen, sind in erster Linie

- *Schmerzen* im mittleren Oberbauch (epigastrische Schmerzen),
- *dyspeptische Symptome* mit Völle- und Druckgefühl im Oberbauch, frühes Sättigungsgefühl, Übelkeit, Erbrechen,
- *Refluxbeschwerden* mit Brennen hinter dem Brustbein (s. a. Kapitel Speiseröhrenerkrankung).

Diese Symptome werden auch zusammengefaßt als *Dyspepsie*. Wenngleich sie auch bei Erkrankungen anderer Bauchorgane vorkommen können, so sind sie doch besonders typisch für Störungen und Erkrankungen, die im oberen Magen-Darm-Trakt gelegen sind, also ausgehend von der unteren Speiseröhre, dem Übergang von Speiseröhre zum Magen, dem Magen selbst und dem oberen Zwölffingerdarms. Hinzu kommt als besonders spezifisches Zeichen für organische Erkrankungen des Magens und oberen Dünndarms das *Bluterbrechen* oder der *schwarze Stuhl* (Teerstuhl oder Pechstuhl = Melaena).

Häufigkeit und Ursachen

Dyspeptische Beschwerden können bei einer Vielzahl organischer Erkrankungen des oberen Magen-Darm-Traktes wie auch der umgebenden Organe, wie der Bauchspeicheldrüse, der Galle und der Leber, auftreten. Auf den Magen bezogen sind die wichtigsten organischen Erkrankungen:

- Magen- und Zwölffingerdarmgeschwüre,
- Reizmagen,
- Magenkrebs,
- akute Magenschleimhautentzündung.

Sehr wahrscheinlich werden die dyspeptischen Beschwerden verursacht durch Auswirkungen der organischen und funktionellen Erkrankungen auf die geordneten Vorgänge der zahlreichen Funktionen des oberen Magen-Darm-Kanals. Dyspeptische Beschwerden können zumeist, müssen jedoch nicht obligat bei organischen Erkrankungen nachweisbar sein, sondern diese können auch *stumm* verlaufen, z. B. bis Komplikationen auftreten, wie dies typisch ist für die Frühform des Magenkrebses und für einige Magen- und Zwölffingerdarmgeschwüre. Am *häufigsten treten dyspeptische Beschwerden jedoch ohne nachweisbare organische Ursache* auf. In der Medizin gibt es hierfür zahlreiche Ausdrücke (Synonyme), wie funktionelle Magenbeschwerden, funktionelles Oberbauchsyndrom, nervöse Magenbeschwerden u. a. In den letzten Jahren hat sich jedoch der Begriff des **Reizmagens** (funktionelle Dyspepsie) oder auch **Nicht-Ulcus-Dyspepsie** eingebürgert. Das Reizmagensyndrom wird hierbei als Teil des funktionellen Magen-Darm-Syndroms verstanden, da zu über 30% *gleichzeitig* Symptome auftreten können, die auf eine Funktionsstörung des Dickdarms im Sinne eines **Reizdarms** (Colon irritabile) hinweisen. Diese nicht auf den oberen Gastrointestinaltrakt, sondern auf den Dickdarm zu beziehenden Beschwerden sind: *diffuse Leibschmerzen*, besonders häufig im Unterbauch mit *spastischem Charakter* lokalisiert, *gespannter Leib, Blähungen,* verstärkter *Windabgang* (Flatulenz), Abhängigkeit der Beschwerden vom Stuhlgang. Bei vielen dieser Patienten herrscht auch die *Obstipation* vor, gelegentlich unterbrochen mit Durchfallsattacken.

In vielen Fällen lassen sich beim Reizmagen *psychische Faktoren*, besonders Persönlichkeitsmerkmale, nachweisen. Hierbei sind jedoch keine einheitlichen psychischen Störungen erkennbar (siehe auch Kapitel «Reizmagen»). Auftreten, Häufigkeit und Bedeutung von dyspeptischen Beschwerden infolge organischer Oberbaucherkrankungen hängen naturgemäß von deren Häufigkeit ab (siehe einzelne Kapitel). Demgegenüber ist die Funktionsstörung im oberen Gastrointestinaltrakt im Sinne eines Reizmagens die häufigste Ursache für dyspeptische Beschwerden, die bei 10–30% aller Menschen vereinzelt, ständig oder wiederholt (rezidivierend) auftreten. Wahrscheinlich sind diese aus medizinischen Beobachtungen gewonnenen Zahlen noch zu tief veranschlagt und nicht repräsentativ für funktionelle dyspeptische Beschwerden in der Allgemeinbevölkerung, da viele Menschen auch bei hartnäckigen, sich wiederholenden dyspeptischen Beschwerden nicht oder nur gelegentlich ihren Arzt aufsuchen und deshalb der Erfassung entgehen.

Wie entstehen dyspeptische Beschwerden (Pathophysiologie, Pathogenese der Dyspepsie)?

Die Kenntnisse über die Entstehungsmechanismen der verschiedenen dyspeptischen Beschwerden sind bisher nur bruchstückhaft. Es wird angenommen, daß sie im wesentlichen durch Bewegungsstörungen verursacht werden infolge Fehlsteuerung der motorischen Bewegungsabläufe mit entweder übermäßiger (= spastischer) oder verminderter (= hypotoner) Muskelspannung in der unteren Speiseröhre, dem Magen und dem oberen Zwölffingerdarm.

Die Schmerzauslösung vom Magen aus erfolgt über sogenannte *Dehnungsfühler (Rezeptoren)* in den glatten Muskelzellen der Magenwand. Die Magenschleimhaut ist dagegen schmerzunempfindlich, kann jedoch über die Reizung von in der Schleimhaut liegenden Fühlern, die die Qualität der Nahrung, die Temperatur und den Füllungszustand des Magens u. a. messen, *Störimpulse* zu den glatten Muskelzellen und damit eine Schmerzauslösung innerhalb der Muskulatur verursachen. In ähnlicher Weise werden auch andere dyspeptische Symptome und Mißempfindungen, wie Übelkeit, Erbrechen, Völle- und Druckgefühl im Oberbauch, von der Schleimhaut aus und den Verbindungen zur glatten Muskulatur über das autonome Nervensystem, besonders den Nervus Vagus, in bestimmte Zentren des Gehirns geleitet und hier bewußt gemacht. Störungen in den autonomen vegetativen Zentren im Gehirn können über sogenannte *große Reflexbögen* durch Verstärkung der Störungen der Bewegungsabläufe (Motilität) Beschwerden auslösen bzw. verschlimmern.

Diese komplexen Vorgänge werden besonders beim *Erbrechen* deutlich: unterschiedliche auslösende Faktoren (Stimuli), wie z. B. eine akute Magenschleimhautentzündung, verursachen eine Bewegungsstille und heftige Gegenbewegung vom Zwölffingerdarm zum Magen. Hierdurch entsteht eine akute Übelkeit. Jetzt erfolgt ein geordneter Brechvorgang: die Muskeln des Magens und Zwölffingerdarms, die Atemmuskulatur sowie die Bauchmuskulatur sind daran beteiligt. Außerdem kommt es kurz vor dem Erbrechen zum verstärkten Speichelfluß, zu einer Abnahme der Herzfrequenz und einem leichten Blutdruckabfall. Die treibende Kraft beim Erbrechen ist das Druckgefälle zwischen dem Mageninneren und der atmosphärischen Umgebung, welche bis zu 100 mm Hg erreichen kann. Der Magenkörper sowie die Speiseröhre einschließlich der Schließmuskulatur erschlaffen hierbei. Der Druck wird durch das Zusammenspiel von Bauch- und Atemmuskulatur erzeugt. Gleichzeitig zieht sich der Magenausgangsbereich (Antrum) zusammen.

Was ist beim Erbrechen zu beachten?

Von besonderem Interesse ist der *zeitliche Zusammenhang* mit der Nahrungsaufnahme sowie die Eigenschaften des Erbrochenen. Erbrechen gleich nach dem Essen spricht für eine psychische Ursache. Dauert es dagegen 60 bis 90 Minuten nach der Nahrungsaufnahme bis zum Erbrechen, so liegt mit größerer Wahrscheinlichkeit eine Enge im Magenausgangsbereich, z. B. durch eine Geschwürnarbe oder durch einen Magentumor, vor. Morgendliches Erbrechen, z. B. vor dem Aufstehen oder vor dem Frühstück, ist typisch für das Schwangerschaftserbrechen (Hyperemesis gravidarum) oder für Vergiftungen und Stoffwechselstörungen im Organismus.

Wichtig ist auch der *Geruch und Geschmack* des Mageninhaltes. Sind sie *säuerlich*, spricht dies dafür, daß das Erbrochene aus dem Magen kommt. Bei *nicht-saurem Erbrechen*, ist es eher wahrscheinlich, daß eine Enge in der Speiseröhre vorliegt und die Speisen den Magen nicht erricht haben. Bei Verschluß des Dünndarms (mechanischer Ileus) oder bei Fisteln zwischen dem Dickdarm und dem Magen kann Mageninhalt *fäkal* riechen. Die Beimengung von Galle bei Nüchternheit spricht immer dafür, daß Galle aus dem oberen Zwölffingerdarm in den Magen zurückgeflossen ist, wie dies bei wiederholtem Erbrechen typisch ist. Das gallige Erbrechen ist begleitet von einem *bitteren* Geschmack.

Wichtig ist es, auf die **Beimengungen von Blut** zu achten (*Hämatemesis*). Ist dieses frisch, so liegt eine akute Blutung als wichtiges Alarmzeichen vor. Bei leichten bis mäßigen Blutungen, die mehr als 1 Stunde vor dem Erbrechen zurückliegen, ist das Blut durch die Magensäure *schwarz* gefärbt (hämatinisiert). In diesen Fällen spricht man von **Kaffeesatzerbrechen**.

4. Wie erkennt der Arzt Magen- und Zwölffingerdarmerkrankungen?

Diagnostik des Magens

In erster Linie weisen die von dem Patienten angegebenen Beschwerden auf Erkrankungen des Magens hin, wie Schmerzen und andere dyspeptische Symptome im mittleren Oberbauch. Für die Erkennung von Magenerkrankungen sind Laboruntersuchungen wie auch die Ultraschalluntersuchung nur wenig geeignet. In erster Linie werden diese durch die *Röntgenuntersuchung* des Magens und noch sicherer durch die *Magenspiegelung* (Gastroskopie) diagnostiziert. Die früher häufig vorgenommene *Magensaftuntersuchung* hat nur einen sehr geringen diagnostischen Wert und gilt deshalb als überholt. Im folgenden werden die einzelnen wichtigen Techniken zur Erkennung von Magenerkrankungen besprochen.

Röntgenuntersuchung des Magens
(Röntgen-Magen-Darm-Passage, Rö.-MDP)

Der Magen und der Zwölffingerdarm sind auf einer normalen Röntgenaufnahme (Leeraufnahme) nicht zu erkennen. Vielmehr müssen diese Hohlorgane durch Verabreichung einer röntgendichten Flüssigkeit sichtbar gemacht werden. In üblicher Weise wird hierfür Bariumbrei in Form einer dickflüssigen weißen Breimahlzeit verwandt. Die Untersuchung wird deshalb auch *Röntgenkontrastuntersuchung* des Magens genannt. Bei der Röntgenuntersuchung des Magens werden 3 Füllungsmethoden angewendet: nach dem ersten Schluck stellt sich eine dünne Schicht auf der Magenschleimhaut dar, wodurch gröbere Veränderungen erkannt werden. Die anschließende Prallfüllung mit reichlicher Menge Kontrastmittel läßt die Form des Magens sowie dessen Dehnbarkeit, Wandspannung sowie krankhafte Prozesse in der Magenwand, Geschwüre und Tumore erkennen. Durch die gleichzeitige Anwendung von Barium-haltigen

Kontrastmittel und im Magen frei werdender Kohlensäure wird ein feiner oberflächlicher Beschlag der Magenschleimhaut mit Kontrastmittel erzeugt, wodurch feinere Veränderungen der Magenschleimhaut erkennbar werden. Diese sogenannte *Doppelkontrastmethode* erlaubt eine optimale Röntgenuntersuchung des Magens. Trotzdem können kleinere Veränderungen der Diagnostik entgehen, und insbesondere läßt sich in den meisten Fällen keine Aussage über die feingewebliche Veränderung der festgestellten Erkrankung erzielen, weshalb die *Spiegelung* des oberen Magen-Darm-Traktes (Oesophagogastroduodenoskopie) eine höhere diagnostische Aussage erlaubt und deshalb heute zunehmend als erste wichtige diagnostische Maßnahme bei Verdacht auf Magenerkrankungen angewandt wird. Die Tabelle 1 gibt die Vor- und Nachteile der Röntgenuntersuchung im Vergleich zur endoskopischen Diagnostik des Magens wieder (Tab. 3).

Tabelle 3: Vor- und Nachteile der Röntgenuntersuchung des Magens (Röntgen-Magendarmpassage) im Vergleich zur Magenspiegelung (Endoskopie des oberen Magendarmtrakt = Ösophagogastroduodenoskopie/ÖGD). Die Vorteile der Endoskopie überwiegen bei weitem

	Röntgen	Endoskopie
Belästigung des Patienten	wenig	++ stark
Diagnostische Sicherheit	+	+++
Möglichkeit der Gewebsentnahme	–	+++
gleichzeitige Behandlungsmöglichkeit (Blutstillung, Lasertherapie bei Tumoren, Abtragung von Polypen)	nein	+++ ja

Magenspiegelung (Oesophagogastroduodenoskopie, ÖGD)

Die modernen Magenspiegel (Endoskope) erlauben eine praktisch risikofreie optimale direkte Besichtigung des Magens und des Zwölffingerdarms. Da hierbei in einem Arbeitsgang die Speiseröhre, der Magen und der Zwölffingerdarm beurteilt werden, heißt die Methode Oesophagogastroduodenoskopie (ÖGD). Die Technik ist in der Zwischenzeit technisch optimiert und ausgefeilt, und sie bietet den

Vorteil einer gleichzeitigen Gewebeentnahme zur feingeweblichen Untersuchung der im Magen oder Zwölffingerdarm lokalisierten Veränderungen *(Biopsie mit histologischer Beurteilung).*

Die *Technik der Magenspiegelung* geht folgendermaßen vor sich: Der Patient legt sich auf die linke Seite und öffnet den Mund. Bei besonders empfindlichen Patienten kann entweder eine Rachenanästhesie mit einem Spray den Würgereflex unterdrücken, oder es muß ein Beruhigungsmittel gespritzt werden. Dann führt der Arzt den flexiblen dünnen Schlauch des Endoskops über den Rachen in die Speiseröhre ein und schiebt diesen bis in den Magen vor. Hier wird durch Gabe von Luft der Magen aufgeblasen, wodurch vorübergehend Mißempfindungen mit Druckgefühl im Oberbauch entstehen können. Durch die Entfaltung des Magens können alle Winkel und Ecken ausgespiegelt werden und gegebenenfalls bei krankhaften Veränderungen Gewebeentnahmen vorgenommen werden. Der Schlauch wird dann durch den Magenpförtner bis in den Zwölffingerdarm vorgeschoben und dieser in entsprechender Weise besichtigt. Anstelle der bisher üblichen *Glasfiberendoskope*, bei denen das Mageninnere über gebündelte Glasfibern nach außen in die Optik gespiegelt wird, kommen heute auch zunehmend sogenannte *Video-Endoskope* zur Anwendung, bei denen die Abbildung an der Spitze des Endoskops erfolgt und auf elektronischem Wege auf einen Monitor abgeleitet wird. Die Technik der Endoskopie ist heute gefahrenlos, so daß direkte Komplikationen weitgehend vermieden werden können. Auf Reaktionen des Kreislaufs und des Blutdrucks während der Untersuchung muß jedoch geachtet werden. Zu den Vor- und Nachteilen der Endoskopie gegenüber der Röntgenuntersuchung des Magens siehe auch Tab. 3.

Magensaftanalyse

Das Absaugen des Magensaftes unter Ruhebedingungen sowie nach Verabreichung eines Stimulans gilt heute bei Verdacht auf Magenerkrankungen für die Routine-Diagnostik als überholt. Der wesentliche Grund hierfür liegt darin, daß die verschiedenen Magenerkrankungen, wie Geschwüre und besonders Magenkrebs, unabhängig von der sekretorischen Fähigkeit des Magens auftreten, d. h. zu wenig oder zu viel Magensäure läßt nicht oder nur sehr unzuverlässig auf eine bestimmte Magenerkrankung schließen. Magensaftanalysen werden deshalb heutzutage nur noch unter wissenschaftlichen oder pharmakologischen Fragestellungen vorgenommen. Ersatzweise wird hierbei auch die *Langzeit-pH-Metrie* des Magens angewandt (siehe Kapitel «Diagnostik von Speiseröhrenerkrankungen»), die jedoch für die Routine-Diagnostik des Magens ebenfalls keine Bedeutung hat.

Laboruntersuchungen

Erkrankungen des Magens lassen sich in der Regel nicht durch Veränderungen bei den Laboruntersuchungen nachweisen, abgesehen von dem Nachweis einer Blutarmut (Anämie) durch Abfall der roten Blutkörperchen und des Hämatokritwertes sowie des Hämoglobinwertes bei akuten und chronischen Blutungen aus dem Magen. Bei chronischer Blutung aus dem Magen kann es zu einem Eisenmangel kommen, der im Blut feststellbar wird. Akute Geschwüre mit drohender Perforationsgefahr können durch Anstieg der Leukozytenzahl angezeigt werden. Bei fortgeschrittenem Magenkrebs lassen sich bestimmte Laborwertveränderungen finden, wie Erhöhung der Blutsenkungsgeschwindigkeit und Nachweis einer Blutarmut. Diese Laborveränderungen sind jedoch insgesamt sehr unspezifisch und deshalb nicht direkt richtungsweisend für die Erkennung von Magenerkrankungen. Sie werden deshalb nur ergänzend zu der endoskopischen Untersuchung bzw. der Röntgendiagnostik bei Verdacht auf Magenerkrankungen durchgeführt.

5. Krankheitslehre

5.1 Funktionsstörungen des Magens

Definition, Ursachen und Häufigkeit

Der **Reizmagen** ist definiert als das gehäufte und verstärkte Auftreten von Beschwerden, die im oberen Magen-Darm-Trakt ausgelöst werden, über mehr als 4 Wochen anhalten oder sich wiederholen, ohne daß hierfür eine organische Erkrankung der Speiseröhre, des Magens und/oder des Duodenums wie auch der Nachbarschaftsorgane (Leber, Galle, Bauchspeicheldrüse) vorhanden ist. Im Volksmund spricht man auch vom *nervösen Magen* (Gastropathia nervosa). Andere gebräuchliche Ausdrücke sind funktionelle Oberbauchbeschwerden, funktionelles Magen-Darm-Syndrom, nicht-ulceröse Dyspepsie u. a. Dagegen ist der häufig gebrauchte Begriff einer Gastritis für diese Beschwerden falsch, da Gastritis Magenschleimhautentzündung bedeutet und in den meisten Fällen eine chronische Magenschleimhautentzündung (chronische Gastritis) keine Beschwerden verursacht. Diese irrtümliche Meinung wird nicht nur vom Laien, sondern auch von vielen Ärzten vertreten. Die moderne Magen-Darm-Heilkunde (Gastroenterologie) hat jedoch den Begriff der Gastritis (Magenschleimhautentzündung) für unbestimmte Magenbeschwerden abgelegt.

Die dem Reizmagen zugehörigen Beschwerden werden auch als *dyspeptisches Syndrom* oder dyspeptische Beschwerden zusammengefaßt. Das dyspeptische Syndrom ist hierbei charakterisiert durch

— Schmerzen im Epigastrium,
— Druckgefühl im Oberbauch,
— Aufstoßen, nicht sauer,
— Völlegefühl im Oberbauch,
— Appetitmangel (Inappetenz),
— vorzeitiges Sättigungsgefühl,
— Übelkeit,

- Brechreiz,
- Erbrechen,
- saures Aufstoßen,
- Sodbrennen,
- Druckgefühl oder Schmerzen hinter dem Brustbein (retrosternal).

Die Beschwerden kommen in unterschiedlicher Häufigkeit und Stärke vor. Hierbei lassen sich Patienten mit vorwiegenden unbestimmten Oberbauchbeschwerden, wie Druck-, Völlegefühl, Aufstoßen, Inappetenz, Übelkeit und Erbrechen, abgrenzen von Patienten, die eher Schmerzen wie bei einem Magen- oder Zwölffingerdarmgeschwür oder saures Aufstoßen mit Schmerzgefühl hinter dem Brustbein angeben, wie bei der Refluxkrankheit der Speiseröhre. Es wird deshalb in neuerer Zeit unterschieden zwischen einem vorwiegend durch nervöse Störungen verursachten Reizmagensyndrom (funktionelle Dyspepsie) und einem sogenannten säurebedingten Reizmagensyndrom (säurebedingte Dyspepsie).

Hierbei ist es auffallend, daß Patienten mit funktioneller Dyspepsie *zusätzlich gehäuft zu ca. einem Drittel auch nervöse funktionelle Dickdarmbeschwerden* haben, die sich äußern durch diffuse Leibschmerzen, gespannten Leib, Überblähung (Meteorismus), verstärkter Abgang von Darmwinden (Flatulenz), Stuhlunregelmäßigkeiten mit vorwiegender Verstopfung (Obstipation) und anderen (Abb. 20).

Reizmagen

Symptome, vom Magen ausgelöst	Symptome, nicht vom Magen, sondern vom Dickdarm ausgelöst
• Epigastrische Schmerzen	• Meteorismus
• Völlegefühl	• Blähungen / Flatulenz
• Frühes Sättigungsgefühl	• Gespannter Leib
• Übelkeit, Erbrechen	• Diffuse Schmerzen / Spasmen
• Appetitlosigkeit	• Beschwerdelinderung nach Defäkation
• Aufstoßen	
• Sodbrennen	• Gefühl der inkompletten Stuhlentleerung

Abb. 20: Symptomenkomplex des Reizmagensyndroms

Krankheitslehre · 75

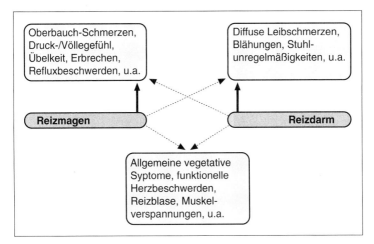

Abb. 21: Wechselbeziehung zwischen Reizmagen und Reizdarm. Beachte die beiden Syndromen gemeinsamen extraintestinalen vegetativen Symptome

Typisch für den Reizmagen ist das gehäufte zusätzliche Vorkommen von sogenannten *allgemeinen vegetativen Symptomen*, wie migräneähnliche Kopfschmerzen, Schwitzneigung und Erröten, schnelle Ermüdbarkeit, Schlafstörungen und Leistungsschwäche sowie *funktionelle Beschwerden in anderen Organbereichen*, wie nervöse Herzbeschwerden, Muskelverspannungen (Myogelosen) oder Reizblase (Abb. 21).

Ursachen (Pathogenese)

Die eigentlichen Ursachen des Reizmagensyndroms sind im einzelnen nicht bekannt. Verschiedene krankheitsvermittelnde Faktoren werden angenommen. Im Mittelpunkt steht eine primäre Bewegungsstörung des Magens, wodurch über abnorme Signale auf das autonome Nervensystem beschwerdereiche Bewegungsstörungen auftreten. Inwieweit hier die *Säurebildung* eine Rolle spielt, wird zur Zeit untersucht. Eine vermittelnde Rolle wird bei ca. 20–40% aller Patienten angenommen, insbesondere wenn diese eher über

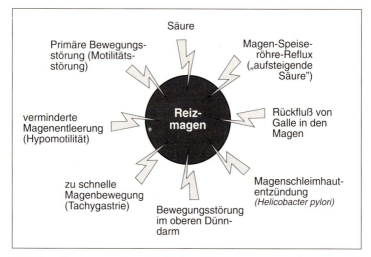

Abb. 22: Mögliche Ursachen für die Entwicklung von funktionellen Magenbeschwerden (Reizmagen)

Schmerzen und saures Aufstoßen mit Sodbrennen klagen. Dagegen ist die Bedeutung eines vermehrten *Rückflusses von Zwölffingerdarminhalt* mit Galle- und Bauchspeicheldrüsensaft in den Magen umstritten. Inwieweit eine schwere Gastritis, die durch das Bakterium **Helicobacter pylori** verursacht wird, tatsächlich Beschwerden macht, ist bisher ebenfalls nicht eindeutig gesichert, bei einigen Patienten jedoch möglich (Abb. 22).

In neuerer Zeit wird auch überlegt, daß eine *überhöhte Wahrnehmung von normalen Bewegungsabläufen* im Magen bei einem Großteil der Patienten mit verantwortlich ist für die Beschwerdeauslösung. So könnte es sein, daß normale Signale aus dem Magen in den vegetativen Zentren des Gehirns abnorm verarbeitet werden können und so Beschwerden vermittelt werden.

Andererseits ist auch eine angeborene Empfindlichkeit und Störanfälligkeit der kompliziert geregelten motorischen (Bewegungs-)Funktionen des oberen Magen-Darm-Traktes möglich. Wie in Abschnitt 2 dargestellt, wird die Motilität des oberen Magen-Darm-Traktes im wesentlichen durch in der Magenwand gelegene Nervenzellen und Nervenbahnen im Sinne einer engen Vernetzung zwischen der Schleimhaut und den Muskelzellen gesteuert. So ist es wahrscheinlich, daß bei den vielen Patienten mit empfindlichem Magen hier eine anlagebedingte Störung vorliegt, so daß die fest verankerten Schaltprogramme für eine geregelte Bewegungsfunktion des Magens falsche Signale an die Muskulatur abgeben und somit abnorme Bewegungen wie auch abnorme Signale an die vegetativen Zentren des Gehirns übermittelt werden, wodurch dann die Beschwerden bewußt werden. Zusätzlich können derartige Störungen auch durch Fehlsignale von den psychischen Zentren des Gehirns auf den oberen Magen-Darm-Trakt ausgelöst werden, z. B. durch emotionalen Streß (Angst, Ärger, Trauer u. a.) (Abb. 23).

Häufigkeit des Reizmagens

Es wird geschätzt, daß in Deutschland ca. jeder Dritte gelegentlich, gehäuft oder fast immer unter Magenbeschwerden leidet. Jedoch nur ca. 20% dieser Patienten suchen wegen ihrer Magenbeschwerden einen Arzt auf. Dieser findet dann zu ca. 30% eine organische Ursache für die Magenbeschwerden, wie ein Magengeschwür, Erkrankungen der umgebenden Organe, wie Gallensteine, Bauchspeicheldrüsenentzündung u. a. und seltener auch einen Magenkrebs. In der Mehrzahl der Fälle läßt sich jedoch keine organische Ursache nachweisen, so daß dann auf einen Reizmagen geschlossen wird. In ca. $^1/_3$ der Fälle liegen zusätzlich funktionelle Dickdarmbeschwerden im Sinne eines Reizdarmsyndroms vor.

Aus den meisten Erhebungen geht hervor, daß das weibliche Geschlecht häufiger betroffen ist im Vergleich zu den Männern, daß aber eine besondere Häufigkeit in den unterschiedlichen sozialen Schichten nicht nachweisbar ist. Deutlich ist jedoch ein Trend erkennbar, daß eher ältere Menschen mit funktionellen Magenbeschwerden ihren Arzt aufsuchen, während jüngere Patienten eher zur Selbstmedikation greifen. Nach Schätzungen verursachen die Reizmagenbeschwerden erhebliche volkswirtschaftliche Kosten. In Deutschland können wir davon ausgehen, daß diese ca. 8 Milliarden Mark pro Jahr betragen, wobei jedoch nur 10% für direkte Kosten durch Diagnostik

78 · Magen und Zwölffingerdarm

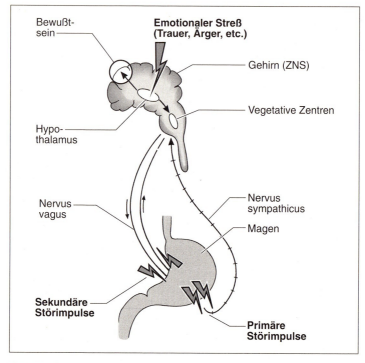

Abb. 23: Zusammenhänge zwischen Magen und Zentralnervensystem bei der Entwicklung funktioneller Magenbeschwerden (Reizmagen)

und Behandlung zu veranschlagen sind, während über 90% durch Arbeitsausfall bis hin zur Berentung zu Buche schlagen.

Diagnostik

Die Diagnostik von funktionellen Magenbeschwerden wie dem Reizmagensyndrom wird gestellt durch eine *typische Beschwerdeschilderung* des Patienten sowie dem *Ausschluß von organischen Oberbaucherkrankungen* durch die *Magenspiegelung* (Oesophagogastro-

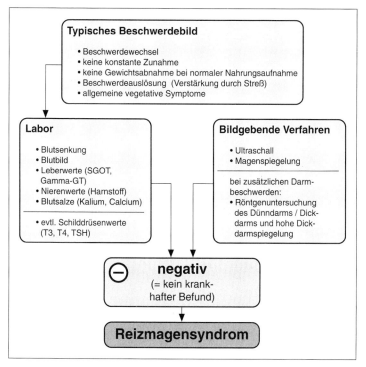

Abb. 24: Gezielte Erkennung (= Basisdiagnostik) des Reizmagensyndroms

duodenoskopie), die *Ultraschalluntersuchung* des Oberbauches und einfache *Laborbestimmungen* (Abb. 24). Mit diesen 3 wichtigsten Methoden können Entzündungen, Geschwüre und Krebs im oberen Magen-Darm-Bereich sowie organische Veränderungen der Leber und der Bauchspeicheldrüse sicher ausgeschlossen werden.
Als typisch für die funktionelle Genese von Oberbauchbeschwerden gelten folgende Kriterien

– wechselnde Beschwerden, die sich wiederholen (rezidivieren) über mehr als ein halbes Jahr,

- keine eigentliche Zunahme der Beschwerden über die Zeit,
- Wechselhaftigkeit der Beschwerden (buntes Beschwerdebild),
- konstantes Gewicht mit nur wenigen Schwankungen, abgesehen von unterkalorischer Ernährung durch eine Diät,
- Verstärkung der Beschwerden unter Streß,
- zusätzliche allgemeine vegetative Symptome und funktionelle Herzbeschwerden.

Bei den meisten Patienten verstärken sich die Beschwerden nicht durch bestimmte Nahrungsmittel, sondern eher nach der Nahrungsaufnahme, *zumeist unabhängig* von der Zusammensetzung und Art der Speisen. Während der Nacht treten die Beschwerden nur selten auf, so daß die Nachtruhe meistens nicht gestört ist, abgesehen von allgemeinen beschwerdeunabhängigen, sogenannten vegetativen Schlafstörungen. In typischer Weise wacht der Patient meistens morgens zunächst beschwerdefrei auf, und dann steigern sich die Beschwerden im Laufe des Tages und klingen zum späten Abend wieder ab.

Behandlung

Allgemeinmaßnahmen / Diät: Im Mittelpunkt der Behandlung eines Reizmagensyndroms steht nach Diagnosesicherung die Aufklärung des Patienten. Dieser muß einmal davon überzeugt sein, daß nicht irgendwelche nicht erkannten ernsteren organischen Störungen und Erkrankungen, insbesondere Krebs, die Beschwerden verursachen. Zum anderen sollte sich der Patient über die Entstehung und Ursachen der Beschwerden im klaren sein, und er sollte die Störung als oft angeborene Schwäche im oberen Magen-Darm-Trakt begreifen. In vielen Fällen kann hier schon durch Veränderung der inneren Einstellung

(Allgemeinmaßnahmen/Diät:) gegenüber den Beschwerden eine Linderung erreicht werden.

Die *Diät* spielt bei der Behandlung von funktionellen Magenbeschwerden nur eine untergeordnete Rolle. Am besten ist es, wenn der Patient sich selbst beobachtet und unverträgliche Speisen registriert und vermeidet. In vielen Fällen wird er jedoch beobachten, daß eine Speise, die er vor einigen Tagen nicht vertragen hatte, wieder bekömmlich ist wie auch umgekehrt, d. h. es besteht nur ein sehr unsicherer Zusammenhang zwischen bestimmten Nahrungsmitteln und der Auslösung von Beschwerden. Als *Richtlinie* läßt sich jedoch festhalten, daß schwer verdauliche Speisen, voluminöse Mahlzeiten, stark gewürzte und gesalzene Nahrungsmittel weniger zuträglich sind als kleinere und dafür häufige, allgemein als gut bekömmlich bekannte Mahlzeiten.

Medikamente: Medikamente können unterstützend zu den Allgemeinmaßnahmen eingesetzt werden. Die Einnahme soll jedoch auf 2–4 Wochen in der Regel befristet sein, da eine erfolgreiche Dauerbehandlung bisher nicht bekannt ist. Bei der Auswahl der Präparate orientiert sich der Arzt in der Regel an den jeweils geklagten Beschwerden (Abb. 25). Hierbei gilt als Richtlinie, daß die häufigen allgemeinen dyspeptischen Beschwerden mit Völle- und Druckgefühl im Ober-

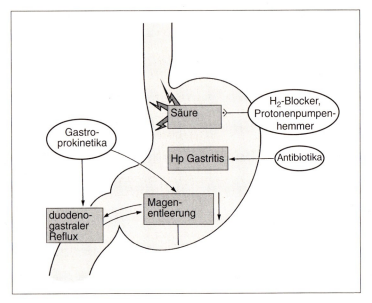

Abb. 25: Ursachen (= pathogenetische Faktoren, ▬) beim Reizmagensyndrom als Grundlage verschiedener Therapieprinzipien (◯). (Hp = Helicobacter pylori)

(Medikamente:) bauch, Inappetenz, frühem Sättigungsgefühl sowie Übelkeit und Erbrechen primär mit Medikamenten behandelt werden, welche die Bewegungsstörungen des oberen Magen-Darm-Traktes günstig beeinflussen. Diese Medikamente werden *Gastroprokinetika* (Magenbewegungsmittel) genannt. Folgende Substanzen mit entsprechenden Handelsnamen kommen zum Einsatz

– Metoclopramid (z. B. Paspertin® u. a.),

Krankheitslehre · 83

(Medikamente:)
– Domperidon (Motilium®),
– Cisaprid (Propulsin®, Alimix®).
Die jeweilige Dosierung richtet sich nach den in den Gebrauchsanweisungen angegebenen Richtlinien; in der Regel werden 3 Einnahmen pro Tag jeweils vor dem Essen empfohlen.
Herrschen bei einem Patienten jedoch eher Beschwerden vor, die an ein Magengeschwür oder an eine Refluxkrankheit der Speiseröhre erinnern mit Oberbauchschmerzen, saurem Aufstoßen oder Sodbrennen, so werden in erster Linie säurebindende und säurehemmende Medikamente eingesetzt. Hierbei hat es sich in den letzten Jahren gezeigt, daß die häufiger gebrauchten Antazida, welche die Säure lediglich neutralisieren, weniger wirksam sind als Medikamente, mit denen die Säuresekretion unterdrückt wird und die auch bei der Geschwürskrankheit eingesetzt werden.
In Frage kommen hierbei insbesondere die H2-Blocker, z. B. Ranitidin (Zantic®, Sostril®), Cimetidin (Tagamet® u. a.), Famotidin (Pepdul®, Ganor®), Nizatidin (Nizax®, Gastrax®) oder Roxatidin (Roxit®) in üblicher Dosierung von 2 niedriger dosierten Tabletten pro Tag.
In Fällen, in denen die *H2-Blocker* zwar die Beschwerden lindern, aber nicht vollständig beseitigen, können auch niedrig dosierte Protonenpumpenhemmer Pantoprazol (Pantozol®), Omeprazol (Antra®, Gastroloc®) oder

(Medikamente:) Lansoprazol (Agopton®) verabreicht werden. In der Regel schwächer wirksam ist Pirenzepin (Gastrozepin®), welches die Säure schwächer im Vergleich zu den H2-Blockern und insbesondere den Protonenpumpenhemmern unterdrückt.

In seltenen Fällen kann auch eine schwere Magenschleimhautentzündung (Gastritis), verursacht durch einen Keim, der Helicobacter pylori genannt wird, Ursache von Reizmagenbeschwerden sein (s. o.). Die Diagnose wird in der Regel von einem Spezialisten, welcher die Magenspiegelung durchführt, gestellt. In diesen Fällen können *Wismut*-Präparate (z. B. Jatrox®, Telen®, Angass®, Bismofalk® u. a.) eingesetzt werden. Da in der Regel die einfache, weit verbreitete Gastritis (sogenannte Oberflächengastritis) keine Beschwerden verursacht, sondern nur zufällig bei Patienten mit Reizmagen nachweisbar ist, gibt es auch keinen Grund, die chronische Magenschleimhautentzündung durch Medikamente zu behandeln. Bei den Patienten, bei denen ein Zusammenhang zwischen der durch Helicobacter pylori verursachten Gastritis und Beschwerdeauslösung erwiesen erscheint, kann neuerdings mit Antibiotika und Protonenpumpenhemmern (Omeprazol, Pantoprazol, Lansoprazol) eine Behandlung mit Aussicht auf dauerhafte Beschwerdelinderung versucht werden (s. a. Behandlung von Magengeschwüren, Kapitel 5.3.5).

5.2 Magenschleimhautentzündung (Akute und chronische Gastritis)

Definition, Ursache und Häufigkeit

Unter Magenschleimhautentzündung (Gastritis) versteht man eine akute flüchtige oder anhaltend chronische Entzündung der Schleimhaut und des darunter gelegenen lockeren Bindegewebes. Die **akute Gastritis** ist hierbei gekennzeichnet durch eine Schleimhautschwellung und -rötung (entzündliches Ödem) sowie Ausschwitzung von eiweißreicher fibrinhaltiger Flüssigkeit und vereinzelten winzigen Geschwüren (Erosionen).

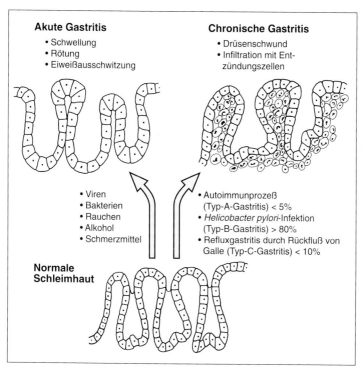

Abb. 26: Einteilung und Ursachen der Magenschleimhautentzündung (Gastritis)

Demgegenüber ist die **chronische Gastritis** gekennzeichnet durch eine mehr oder weniger stark ausgeprägte Infiltration mit Entzündungszellen, wie insbesondere weiße Blutkörperchen (polymorphkernige Leukozyten, Lymphozyten) und andere Entzündungszellen (Plasmazellen, Monozyten u. a.) (Abb. 26).

Die akute Gastritis ist relativ häufig und wird in erster Linie verursacht

– durch Lebensmittelvergiftung (Staphylokokkentoxine),
– Virusinfektionen (Gastroenteritis) sowie

- durch zahlreiche magenschädliche Genußmittel, wie hochprozentige Alkoholika in größeren Mengen und starkes Rauchen,
- durch bestimmte Medikamente, insbesondere Schmerz- und Rheumamittel.

In seltenen Fällen kann eine akute Gastritis auch durch Versagen von anderen Organen, z. B. der Nieren oder der Leber, auftreten.

Die chronische Gastritis wird nach neuerer Übereinkunft unterteilt in

- die seltene Autoimmungastritis (Typ A-Gastritis – weniger als 5%),
- die sehr häufige Typ B-Gastritis (über 90%),
- die eher seltene Typ C-Gastritis.

Die Typ-A-Gastritis wird durch einen sogenannten Autoimmunprozeß verursacht. Hierbei bildet der Körper gegen körpereigenes Eiweiß Gegenstoffe (Antikörper), die auf der Magenschleimhaut dann zu einer entzündlichen Reaktion mit Untergang des Magendrüsenepithels führen. Im Endstadium kommt es zum vollständigen Drüsenschwund der Magenschleimhaut (atrophische Gastritis) mit Verlust der Fähigkeit Säure, Pepsin und auch den Intrinsic-Faktor zu bilden, der für die Vitamin-B-12-Aufnahme essentiell notwendig ist. Hält diese Typ-A-Gastritis über Jahre an, so führt der Mangel an Intrinsic-Faktor zur perniziösen Anämie, einer durch Vitamin-B-12-Mangel bedingten Blutarmut. Diese kann durch Vitamin-B-12-Spritzen leicht behoben werden. Die *chronische Typ-B-Gastritis wird verursacht* durch ein besonderes Bakterium, welches *Helicobacter pylori* genannt wird. Dieser Keim nistet sich chronisch zwischen den Oberflächenzellen der Magenschleimhaut, geschützt vom Magenschleim, ein und gibt entzündungsauslösende Stoffe an die Umgebung ab. Die Infektion der Magenschleimhaut mit diesem Keim spielt eine wichtige Rolle bei der Entstehung von Magen- und Zwölffingerdarmgeschwüren (siehe Kapitel 5.3). Es wird geschätzt, daß ca. jeder zweite bis dritte Mensch in Deutschland eine chronische Typ-B-Gastritis hat, wobei die krankmachende Bedeutung, abgesehen von der Entstehung von Geschwüren, noch umstritten ist. Inwieweit bei einem Teil der Patienten funktionelle Reizmagenbeschwerden durch die B-Gastritis direkt verursacht werden oder als Begleitphänomen zu

deuten sind ist zur Zeit noch nicht geklärt (siehe auch Abschnitt 5.1).
Die *Typ-C-Gastritis* wird wahrscheinlich durch Zurückfließen von Gallensalzen und aktiven Bauchspeicheldrüsenenzymen aus dem Dünndarm in die unteren Magenabschnitte verursacht. Eine beschwerdeauslösende Wirkung ist eher unwahrscheinlich.

Beschwerden

Die *akute Gastritis* ist begleitet von typischen, oft heftigen dyspeptischen Symptomen mit Schmerzen im mittleren Oberbauch, Übelkeit, Erbrechen, Aufstoßen, zum Teil auch Sodbrennen sowie Völle- und Druckgefühl. Ist eine Infektion die Ursache, so kann sich diese auch auf die unteren Darmabschnitte erstrecken und zusätzlich ein Durchfall, begleitet von oft heftigen Darmsymptomen, entstehen (sog. Gastroenteritis).
Die *chronische Gastritis* verursacht dagegen nach allgemeiner Übereinstimmung keine Beschwerden. Aus diesem Grund ist auch die Bezeichnung einer chronischen Gastritis anstelle von funktionellen Magenbeschwerden (Reizmagen) falsch und sollte vermieden werden. Dies gilt sowohl für die A- und C-, wie auch in den meisten Fällen für die häufige Typ-B-Gastritis. Lediglich die sehr heftige chronische Typ-B-Gastritis mit ausgeprägter Infiltration der Magenschleimhaut mit weißen Blutkörperchen verursacht möglicherweise Oberbauchschmerzen und allgemeine dyspeptische Symptome, wie bei einem Reizmagen (s. a. Kapitel 5.1).

Diagnostik

Die *akute Gastritis* wird ausschließlich im endoskopischen Bild diagnostiziert durch Nachweis einer akuten Rötung und Schwellung der Schleimhaut mit Fibrinausschwitzungen. Ein histologischer Beweis für die akute Gastritis ist dagegen nicht gegeben, da es sich eher um einen akut veränderten Funktionszustand mit verstärkter Durchblutung und verstärktem Gewebswasseraustritt ohne entsprechende entzündliche Infiltration handelt.
Dagegen wird der Typ der *chronischen Gastritis* allein durch die

histologische Untersuchung bestimmt. Dies gilt auch für die häufige Typ B-Gastritis mit Nachweis des verursachenden Keimes Helicobacter pylori. Dieser kann auch durch spezielle diagnostische Verfahren (CLO-Test, C13-Atemtest, Bestimmung von Serumantikörpern) nachgewiesen werden.

Behandlung und Prognose

Die *akute Gastritis* wird behandelt durch Weglassen der verursachenden Nahrungs- und Genußmittel sowie durch eine *Tee-Pause*. Eine bakterielle oder virale Infektion klingt ebenfalls spontan ab und wird nicht spezifisch mit Antibiotika oder anderen Medikamenten behandelt. In der Regel dauert die akute Gastritis nur 1–3 Tage. Die Prognose ist deshalb sehr günstig.

Bei Nachweis einer *chronischen Gastritis* besteht in der Regel keine Notwendigkeit zur Behandlung, zumal – wie oben angeführt – evtl. gleichzeitig vorliegende Beschwerden nicht durch die Gastritis verursacht werden und deshalb auch nicht bei Behandlung der Gastritis direkt beeinflußt werden. Die Typ A-Gastritis läßt sich in keinem Fall behandeln, da es sich um einen autonomen Immunprozeß handelt, der in der Regel zur vollständigen Atrophie der Magenschleimhaut führt. Dies hat jedoch keine ernsteren krankhaften Folgen, abgesehen von der möglichen Entwicklung eines Vitamin-B-12-Mangels mit Ausbildung einer perniziösen Anämie in den Spätstadien, die dann durch Vitamin-B-12-Spritzen leicht behandelbar ist.

Die Typ C-Gastritis läßt sich nicht behandeln.

Da die Typ B-Gastritis durch die Infektion der Magenschleimhaut mit Helicobacter pylori verursacht wird, kann durch direkte Beeinflussung und Beseitigung dieses Keimes auch eine Rückbildung der chronischen Gastritis langfristig erzielt werden. Die hierfür eingesetzten Mittel (Wismut-Präparate, Antibiotika, Pantoprazol, Omeprazol) sind jedoch sehr invasiv, so daß nur bei besonderen Indikationen eine Behandlung der chronischen Typ-B-Gastritis angezeigt ist, insbesondere beim Zwölffingerdarmgeschwürleiden (siehe Kapitel 5.3).

Zusammenfassend ist die chronische Gastritis eine «Nebendiagnose». Sie führt nur in Ausnahmefällen zu Beschwerden und deshalb wird nur bei speziellen Fällen, wie z. B. neuerdings beim Geschwürsleiden, behandelt.

5.3 Geschwüre im Magen und Zwölffingerdarm (Ulcus ventriculi / Ulcus duodeni)

Definition, Ursachen und Häufigkeit

Das Geschwür im Magen oder Zwölffingerdarm ist definiert als lokalisierter rundlicher oder ovaler Schleimhautdefekt, der relativ tief bis zur Magenmuskulatur reicht. Oberflächliche kleine Geschwüre werden dagegen Erosionen genannt. Folgende Begriffe werden in der Medizin gebraucht:
- Peptisches Geschwür,
- Ulcus ventriculi (Magengeschwür),
- Ulcus duodeni (Zwölffingerdarmgeschwür),
- Gastroduodenalulcus (Magen- und Zwölffingerdarmgeschwür),
- Ulcuskrankheit (häufig wiederkehrende [rezidivierende] Magen- und Zwölffingerdarmgeschwüre),
- Rezidiv (Rückfall eines Geschwürs, meist an anderer Stelle im Magen oder Zwölffingerdarm gelegen),
- Narbenbulbus (narbige Verziehungen und Einengung des Bulbus duodeni durch häufige Rückfälle von Zwölffingerdarmgeschwüren).

Lokalisation: Geschwüre im Magen treten gehäuft im Bereich der kleinen Curvatur entweder oberhalb der Angulusfalte im Magenkörper oder unterhalb im Magenantrum auf. Außerdem findet man Geschwüre dicht vor dem Pylorus (Magenpförtner) und im Pyloruskanal. Besonders häufig sind Geschwüre im oberen Bereich (Bulbus) des Zwölffingerdarms (Duodenalgeschwür, Ulcus duodeni). Es ist möglich, daß gleichzeitig mehrere Geschwüre im Magen oder Bulbus duodeni oder sogar gleichzeitig in beiden Bereichen vorkommen (Abb. 27).

Häufigkeit: In Deutschland und Mitteleuropa entwickelt sich bei ca. 10% aller Menschen im Laufe ihres Lebens ein Magen- oder Zwölffingerdarmgeschwür. Von diesen Menschen haben jedoch nur ca.

90 · Magen und Zwölffingerdarm

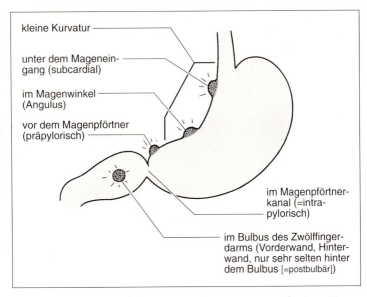

Abb. 27: Bevorzugte Lokalisation von Geschwüren im Magen und Zwölffingerdarm

20–40% eine Ulcuskrankheit, d. h. die Geschwüre kehren immer wieder, wenn keine entsprechenden Behandlungsmaßnahmen mit Medikamenten oder eine Operation vorgenommen werden. Das Zwölffingerdarmgeschwür ist ca. 5mal häufiger als das Magengeschwür. Das männliche Geschlecht überwiegt mit einem Faktor von 3–4:1 gegenüber dem weiblichen Geschlecht nur beim Ulcus duodeni, nicht jedoch beim Ulcus ventriculi. Da auch Frauen zunehmend rauchen und unter beruflichem Streß stehen, als wichtige Ursachen für die Geschwürkrankheit, nimmt das Überwiegen der Männer in den letzten 20 Jahren deutlich ab.

Geographische Unterschiede: Innerhalb von Europa, wie auch innerhalb von Deutschland, läßt sich ein Nord-Süd-Gefälle nachweisen, d. h. Menschen, die im Norden Europas oder Deutschlands leben, haben häufiger Geschwüre, und diese heilen auch schlechter und kehren auch häufiger wieder (höhere Rezidivrate) im Vergleich zu den im Süden lebenden Menschen. Die Ursachen hierfür sind bisher nicht bekannt. Umwelteinflüsse, Unterschiede in der sozialen Herkunft, Rassenunterschiede und klimatisch unterschiedliche Bedingungen sowie unterschiedliche Ernährungsgewohnheiten werden diskutiert.

Es entstand früher der Eindruck, daß akute Ulcusschübe besonders häufig im Frühjahr und Herbst auftreten (Frühjahrs- und Herbstgipfel der Ulcuskrankheit) im Vergleich zum Sommer und Winter. Neuere Befunde sprechen jedoch eher dafür, daß Ulcusschübe zu diesen Jahreszeiten mit stärkeren Beschwerden einhergehen und deshalb eher diagnostiziert werden als zu den anderen Jahreszeiten.

5.3.1 Ursachen des Geschwürleidens

Genetische Faktoren Eine familiäre Häufung durch angeborene Veranlagung (genetische Disposition) gilt für das peptische Ulcus als gesichert. So findet man z. B. bei Verwandten ersten Grades ein um das 2,5fache erhöhtes Risiko für die Entwicklung eines Magen- oder Zwölffingerdarmgeschwürs. Menschen mit Blutgruppe 0 zeigen ebenfalls eine erhöhte Geschwürhäufung.

Der Erbgang (Vererbungsmodus) ist jedoch uneinheitlich und kompliziert und läßt sich beim einzelnen Menschen nicht voraussagen.

Innere und äußere Faktoren

Innere (endogene) Faktoren lassen sich von äußeren Einflüssen (exogene Faktoren) unterscheiden. Im Mittelpunkt der ulcusauslösenden Mechanismen steht die Vorstellung, daß ein gestörtes *Gleichgewicht* zwischen den schleimhautaggressiven Faktoren, wie Säure, Pepsin und Gallensalze, die aus dem Dünndarm zurückgeflossen sind, einerseits und den schleimhautschützenden Abwehrmechanismen (Schleimhautprotektion) andererseits besteht, zugunsten der aggressiven Faktoren (Abb. 28). In den meisten Fällen ist die *Säurebildung* bei Patienten mit Magen- und Zwölffingerdarmgeschwür jedoch normal, kann sogar bei älteren Patienten mit primär gestörter

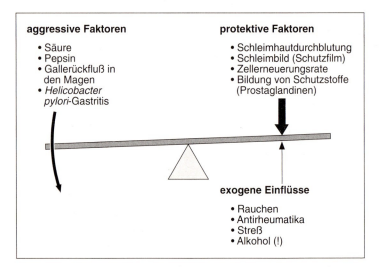

Abb. 28: Gleichgewicht zwischen aggressiven und protektiven (= Schutz-)Faktoren: Die Verschiebung des Gleichgewichts zugunsten der Aggression führt zum Ulkus, unabhängig davon, ob dies durch absolute Verstärkung der aggressiven oder Verminderung der protektiven Faktoren mit relativem Überwiegen der aggressiven Faktoren verursacht wird

Schleimhautschutzfunktion erniedrigt sein. Diese wird bestimmt durch die Fähigkeit der Schleimhaut, *Schleim* und *alkalisches Bikarbonat* zur Säureneutralisation abzugeben wie auch bestimmte Schutzstoffe (Prostaglandine). Auch eine herabgesetzte Fähigkeit, kleinste Schleimhautgeschwüre schnell wieder zur Abheilung zu bringen *(Zellregeneration)* wie auch *Störungen in der Feinregulation der Blutversorgung der Schleimhaut*, werden angenommen.

Darüber hinaus sind zahlreiche äußere Faktoren für die Entstehung eines Magen- und Zwölffingerdarmgeschwürs verantwortlich, wie *Rauchen* und die Einnahme von *Schmerz- und Rheumamitteln*. Als *Ernährungsfaktoren* werden eine faser- und schlackenarme Kost sowie im Gegensatz zu der früheren Annahme ein erhöhter Milchgenuß diskutiert (s. u.). *Psycho-soziale Streßfaktoren*, wie familiäre und berufliche Unzufriedenheit, Überlastungssyndrom und andere, sind ebenfalls mitauslösende Faktoren. Die Infektion der Magenschleimhaut durch den von außen aufgenommenen Keim *Helicobacter pylori* spielt für die Auslösung, besonders von Zwölffingerdarm-, aber auch von Magengeschwüren, eine mitentscheidende Rolle.

Welche Rolle spielt das Rauchen?

Der Zigarettenmißbrauch gilt als einer der wichtigsten Faktoren für die Entstehung eines Zwölffingerdarmgeschwürs. Die Ursache hierfür wird in einer durch Nikotin ausgelösten Verminderung der Schleimhautschutzfunktion gesehen, wobei insbesondere Einflüsse auf die Säuresekretion, die Entleerungsfunktion des Magens mit erhöhter Übersäuerung, besonders der unteren Magenabschnitte, sowie Störungen in der Abgabe von Schutzstoffen (Prostaglandinen) und in der Durchblutung der Magen- und Zwölffingerdarmschleimhaut angenommen werden.

Welche Rolle spielen Kaffee und Alkohol?

Die landläufige Meinung, daß Koffein oder auch mäßiger Alkoholgenuß die Geschwürbildung begünstigt, läßt sich in kontrollierten Untersuchungen *nicht nachweisen*. Auch für koffeinhaltige Getränke, wie Coca Cola etc., wurde bisher keine derartige Wirkung nachgewiesen. Dagegen können hochprozentige Alkoholika akute zahlreiche kleinste Schleimhautgeschwüre (Erosionen), die zum Teil auch bluten können, hervorrufen, insbesondere, wenn diese Getränke bei nüchternen Magen aufgenommen werden. Vor kurzem wurde nachgewiesen, daß Bier und Wein die Säuresekretion anregen, während z. B. Whisky und andere hochprozentige Alkoholika keinen Einfluß auf die Säuresekretion haben. Aufgrund dieser neueren Erkenntnisse kann Patienten mit einem Magen- oder Zwölffingerdarmgeschwür mäßiger Genuß von Kaffee und niedrigprozentigen Alkoholika, wie z. B. Bier und Wein, genehmigt werden.

Welche Rolle spielt die Ernährung?

Entgegen der weit verbreiteten Meinung, daß bestimmte Ernährungsgewohnheiten die Geschwürkrankheit mit auslösen oder verschlimmern können, geben kontrollierte Studien keine Hinweise auf geschwürauslösende Nahrungsmittel auch einschließlich scharfer Gewürze, wie Chili und Pfeffer. Vor kurzem wurde sogar nachgewiesen, daß eine *milchreiche Kost* für Patienten mit Magengeschwüren eher schädlich als vorteilhaft ist. Dagegen gibt es Hinweise, daß eine *faser- und pflanzenreiche Kost sich günstig* auf das Geschwürleiden auswirkt. Somit lassen sich eindeutige Ernährungsfaktoren für die Geschwürentwicklung nicht wissenschaftlich nachweisen. Dies führt zur Empfehlung einer *Wunschkost* bei Patienten mit Geschwüren, d. h. erlaubt ist, was bekommt (siehe Abschnitt «Behandlung»).

Welchen Einfluß haben Medikamente auf die Geschwürentstehung?

Eine erhöhte geschwürbildende (ulcerogene) Wirkung ist für *Acetylsalicylsäure (Aspirin)* sowie für zahlreiche sogenannte nichtsteroidale *Antirheumatika*, d. h. Medikamente gegen rheumatische Beschwerden, bewiesen. Diese sogenannten Antirheumatika-Ulcera unterscheiden sich in zahlreichen Merkmalen von den normalen peptischen Geschwüren. Im wesentlichen bereiten sie weniger Schmerzen, neigen jedoch eher zu Komplikationen, wie Blutungen und sogar Perforationen. Patienten, die derartige Medikamente einnehmen, sollten deshalb immer auf die Farbe des Stuhls achten und bei Schwarzfärbung (Teerstuhl) sofort den Arzt aufsuchen. Durch die neuen Medikamente gegen das Geschwürleiden lassen sich diese Geschwüre gut behandeln und auch verhüten, trotz weiterer Einnahme der Rheumamittel.
Die frühere Annahme, daß *Cortison-Präparate* (Glucocorticoide) geschwürauslösend sind, ist überholt. Nur höhere Dosen bei schweren Erkrankungen können die Geschwürbildung fördern, während eher niedrige Dosierungen, z. B. bei Patienten mit Asthma oder chronisch-entzündlichen Darmerkrankungen, kein erhöhtes Risiko für die Geschwürbildung haben.

Welche Rolle spielen andere organische Erkrankungen für die Ulcusentstehung?

Zahlreiche chronische Erkrankungen anderer Organsysteme fördern offensichtlich die Ulcusentstehung. So werden gehäuft Magen- und Zwölffingerdarmgeschwüre beobachtet bei Patienten mit chronischer Bronchitis (Rauchen?), mit chronischem *Nierenversagen* oder *Leberzirrhose*. Auch zeigen Patienten mit *rheumatischen Gelenkerkrankungen* eine erhöhte Geschwürneigung, zum Teil unabhängig von der Einnahme von Rheumamedikamenten. Dagegen ist ein Zusammenhang mit zahlreichen anderen Erkrankungen, wie der chronischen Bauchspeicheldrüsenentzündung, den chronisch-entzündlichen Darmerkrankungen und Herzdurchblutungsstörungen, nicht gesichert. Patienten, die mit den erwähnten Erkrankungen zusätzlich Geschwüre entwickeln, müssen intensiv überwacht und kontrolliert werden, um eine Komplikation durch eine Geschwürentwicklung bei erhöhtem Risiko rechtzeitig zu erkennen und zu verhüten.

5.3.2 Beschwerden und Komplikationen

Typische Beschwerden für ein Magengeschwür sind in erster Linie
- Schmerzen im mittleren Oberbauch (Epigastrium) oder rechts neben dem Nabel,
- dyspeptische Symptome, wie Übelkeit, Erbrechen, Druck- und Völlegefühl im Oberbauch sowie saures und nicht-saures Aufstoßen, Sodbrennen.

Die Komplikation einer Blutung zeigt sich entweder durch Bluterbrechen oder schwarzen Stuhl (Teerstuhl). In 10–20% der Fälle kann sich jedoch auch ein Magen- oder Zwölffingerdarmgeschwür schmerzlos («stumm») entwickeln und in seltenen Fällen auch allein durch die Komplikation einer Blutung bemerkbar werden. Eine Unterscheidung zwischen Magen- bzw. Zwölffingerdarmgeschwür durch entsprechende Symptome ist im Einzelfall nicht möglich. Statistisch gesehen haben jedoch Patienten mit Magengeschwür häufiger Schmerzen nach dem Essen, während für das Zwölffingerdarmgeschwür der stärkere Schmerz in der Nüchternphase und besonders nachts typisch ist, aber nicht immer vorhanden sein muß.

Wie entsteht der Geschwürschmerz?

Die frühere Annahme, daß der Schmerz durch Kontakt des Geschwürs mit Speisen oder Magensäure direkt ausgelöst wird, stimmt nicht. Vielmehr wird der Schmerz ähnlich wie beim Reizmagen durch Störungen der Bewegungen des Muskelschlauches in Form von Spasmen oder Überdehnung vermittelt. Es wird hierbei angenommen, daß im Rahmen eines Ulcusschubes die *Reizschwelle* gegenüber Magenschmerzen und allgemeinen dyspeptischen Beschwerden sinkt, so daß die nicht veränderte Säuresekretion dann mit an der Beschwerdeauslösung beteiligt ist. Für die Beteiligung der Säure um Ulcusschmerz spricht die Tatsache, daß unter Behandlung mit stark säurehemmenden Medikamenten die Ulcusschmerzen schneller verschwinden im Vergleich zu anders wirkenden Medikamenten. Es sei nochmals darauf hingewiesen, daß die Magenschleimhaut selbst keine Schmerzfühler (Rezeptoren) besitzt, sondern lediglich Fühler, welche die Qualität und Quantität der aufgenommenen Speisen messen und auf diesem Wege die Beweglichkeit des Magens und Zwölffingerdarms beeinflussen können. Hier treten offensichtlich während eines Ulcusschubes Störungen auf.

Bei tiefen Geschwüren, die die Muskulatur des Magens durchdringen und das Bauchfell erreichen (Penetration) oder dieses sogar durchbrechen (Perforation), kommt es zu akuten schwersten Schmerzen im Oberbauch, die in vielen Fällen nur durch eine schnelle Operation beseitigt werden können.

Wie verläuft die Geschwürkrankheit?

Der natürliche Verlauf der Geschwürkrankheit ist individuell sehr unterschiedlich. Der Schweregrad der Erkrankung, d. h. der *Leidensdruck*, hängt einerseits von dem Ausmaß der Beschwerden während eines Ulcusschubes ab, andererseits von der *Häufigkeit der Rückfälle* (Rezidivneigung). Normalerweise heilt ein Magen- oder Zwölffingerdarmgeschwür auch ohne Therapie spontan ab, wobei für ein Magengeschwür ca. 6–10 Wochen und für ein Zwölffingerdarmgeschwür ca. 4–8 Wochen zu veranschlagen sind. Diese Regel gilt für ca. 90% der Fälle. Es gibt in selteneren Fällen auch Geschwüre, die für die Heilung einen längeren Zeitraum bis zu 3 Monaten benötigen. Die *Abheilungsgeschwindigkeit* eines Geschwürs hängt hierbei von der Ausgangsgröße, von der Dauer des Geschwürleidens über Jahre wie auch von äußeren Begleitumständen, wie Rauchen, Schwerstarbeit, psycho-soziale Faktoren u. a. ab. Die Rückfallneigung ist ebenfalls individuell sehr unterschiedlich. Bei manchen Patienten dauert es Jahre bis Jahrzehnte, bis ein neuer Ulcusschub sich einstellt. Andere Patienten können wiederum in einem Jahr 1–2 Ulcusschübe erleben. Die Notwendigkeit einer Dauerbehandlung oder Operation ergibt sich aufgrund dieser unterschiedlichen Rückfallneigung.

Wie häufig sind Ulcuskomplikationen?

Unter einer Ulcuskomplikation versteht man
- akute Komplikationen, wie Blutung, Geschwürdurchbruch (Penetration, Perforation),
- chronische Komplikation, wie narbige Einengung des Zwölffingerdarms (Bulbusstenose).

Die Sterberate der Ulcuskrankheit beträgt 1–1,5% in einer Laufzeit von ca. 10 Jahren. Ursache für die Todesfälle sind in erster Linie die schweren Komplikationen, besonders bei älteren Menschen, die möglicherweise die Notfalloperation aufgrund von Vorerkrankungen an Herz und Lungen nicht überstehen. Aus diesem Grunde müssen diese Notfallsituationen schnell erkannt und im Krankenhaus behandelt werden.

Welche Risikofaktoren gibt es für die Entwicklung von Komplikationen oder für die Rückfallneigung?

Zahlreiche Faktoren wurden auf ihren Voraussagewert hin für die Schwere der Ulcuskrankheit, insbesondere die Rückfall- und Komplikationsneigung identifiziert. Diese sind in erster Linie
- große zahlreiche Magen- oder Zwölffingerdarmgeschwüre,

- starkes Rauchen,
- die Einnahme von Aspirin oder Antirheumatika,
- das Alter,
- Komplikationen und verzögerte Abheilung bei einem vorausgegangenen Geschwür,
- familiäre Belastung mit Geschwürhäufigkeit in der Familie,
- starker psycho-sozialer Streß (familiäre und berufliche Überlastung, Schichtarbeit, Depression u. a.).

Diagnostik

Die Diagnose eines akuten Ulcus im Magen oder Zwölffingerdarm ist nicht durch entsprechende Beschwerden oder Laboruntersuchungen, sondern nur durch die direkte Untersuchung des oberen Magen-Darm-Traktes, entweder mit *Röntgen* oder noch besser mit einer oberen *Magen-Dünndarm-Spiegelung*, möglich. Auch die körperliche Untersuchung mit Druckschmerz im Oberbauch ist nicht ausreichend diagnostisch sicher. Weiterhin spielen Funktionsuntersuchungen, wie die Magensaftanalyse oder die Bestimmung von Hormonen im Blut, wie Gastrin oder Pepsin, für die Routine-Diagnostik keine Rolle.

Warum ist die Magenspiegelung der Röntgenuntersuchung überlegen?

Bis zur Einführung der endoskopischen Untersuchung des oberen Magen-Darm-Traktes in den 60er Jahren war die Röntgenuntersuchung des Magens und Duodenums mit Bariumsulfat die einzige objektive Methode zur Diagnosestellung eines Magen- oder Zwölffingerdarmgeschwürs. *Typische Röntgenzeichen* sind hierbei für das Ulcus duodeni die Darstellung einer Ulcusnische oder eines Breiflecks sowie die narbige Verformung des Zwölffingerdarms und für das Magenulcus der glatte Krater und die typische Lokalisation im Bereich der kleinen Curvatur.

Erst die Entwicklung der modernen voll flexiblen *Glasfiberendoskope* und neuerdings auch der *Videoendoskope* macht es möglich, bei relativ geringer Belastung des Patienten alle Winkel des Magens und des Zwölffingerdarms sicher auszuspiegeln und gegebenenfalls bei einer lokalisierten Veränderung eine *Gewebeprobe* zum Ausschluß der frühen Entwicklung eines Krebses zu entnehmen. Hierbei bestehen bestimmte Kriterien zur Unterscheidung zwischen einem gutartigen und einem bösartigen Magengeschwür. Trotzdem muß immer noch zusätzlich eine Gewebsprobe und auch die *Kontrollspiegelung nach Behandlung eines Magengeschwürs* erfolgen. Für das Zwölffingerdarmgeschwür ist die Kontrollspiegelung nicht unbedingt nötig, da im Zwölffingerdarm keine bösartigen Geschwüre entstehen. Aus diesen Vorteilen der Magenspiegelung geht die Überlegenheit dieser Methode gegenüber dem früheren Röntgenverfahren hervor. Bei Engen im Magenausgangsbereich ist jedoch nach wie vor eine zusätzliche Röntgenuntersuchung des Magens notwendig. (Zu Vor- und Nachteilen der Endoskopie gegenüber der Röntgenuntersuchung s.a. S.70, Tabelle 3).

5.3.3 Differentialdiagnosen zum Magen- und Zwölffingerdarmgeschwür

Unter Differentialdiagnosen versteht man *andere Ursachen, die ähnliche Beschwerden wie ein Geschwür verursachen* können. Infrage kommen beim Magen- und Zwölffingerdarmgeschwür alle organischen Erkrankungen des oberen Magen-Darm-Traktes wie auch der Nachbarschaftsorgane, die geschwürähnliche Beschwerden verursachen können. Während die Abgrenzung von organischen Erkrankungen des oberen Magen-Darm-Traktes schon während der endoskopischen Untersuchung gelingt mit Nachweis einer möglichen Refluxoesophagitis oder von Carcinomen im Bereich der unteren Speiseröhre und des Magens, erfordert die Abgrenzung einer Erkrankung im Bereich der Bauchspeicheldrüse, der Leber und der Gallenwege oft einen größeren diagnostischen Aufwand. Eine Sonderstellung nimmt die differentialdiagnostische Abklärung des Reizmagensyndroms ein, welches wegen ähnlicher Symptome auch nicht-ulceröse Dyspepsie (Nicht-Geschwür-Dyspepsie) genannt wird. In Tabelle 4 werden die wichtigsten Differentialdiagnosen des Magen- und Zwölffingerdarmgeschwürs zusammengefaßt, einschließlich der entsprechenden Untersuchungsverfahren zu deren Sicherung.

Tabelle 4: Wichtige Differentialdiagnosen des Magen- und Zwölffingerdarmgeschwürs

Differentialdiagnose	Untersuchungsverfahren
oberer Magen-Darmtrakt Refluxösophagitis Karzinom in Speiseröhre und Magen Reizmagensyndrom	Magenspiegelung (Röntgen)
Gallenwege – Bauchspeicheldrüse Gallenblasensteine Gallengangsteine chron. Bauchspeicheldrüsenentzündung Bauchspeicheldrüsenkrebs	Ultraschall Computertomographie spezifische Röntgenverfahren Laboruntersuchungen
Leber akute Leberentzündung (Hepatitis) chronische Leberentzündung Leberzirrhose Lebertumore	Laboruntersuchungen Ultraschall Computertomographie

5.3.4 Behandlung des Geschwürleidens

Die wesentlichen *Ziele* der Behandlung von Magengeschwüren sind
- die schnelle Beseitigung der Beschwerden eines akuten Magen-Zwölffingerdarmgeschwürs,
- schnelle Normalisierung der Lebensqualität, Leistungs- und Arbeitsfähigkeit,
- Beschleunigung der Geschwürheilung,
- Behandlung von Komplikationen (Blutung, Magendurchbruch),
- die Verhütung von Rückfällen und damit die Verhütung von Geschwürkomplikationen.

Ein modernes Medikament gegen das Geschwürleiden muß eine hohe Wirksamkeit sowohl bei der Abheilung des Magengeschwürs wie auch zur Rückfallverhütung gewährleisten. Ist eine Dauerbehandlung mit einem Medikament notwendig, so muß diese möglichst ohne Nebenwirkungen in guter Kosten-Nutzen-Relation stehen. Neben den medizinisch-ärztlichen Belangen wird hierbei zunehmend auch eine sozio-ökonomische Ausgewogenheit gefordert. Die modernen Medikamente, insbesondere die H2-Blocker und die genannten Protonenpumpenhemmer, erfüllen in hohem Maße diese Ansprüche, so daß die medikamentöse Behandlung des Geschwürleidens die operativen Behandlungsverfahren weitgehend verdrängt hat.

Allgemeinmaßnahmen und Diät

Äußere Streßfaktoren, insbesondere familiäre Spannungen und berufliche Überlastung (z. B. Schichtarbeit!), müssen identifiziert und bewußt gemacht und dann möglichst abgebaut werden. Während der akuten beschwerdereichen Phase eines Geschwürschubes ist sicherlich allgemeine Schonung notwendig, und eine Arbeitsunfähigkeit für 1–2 Wochen wird allgemein befürwortet. Eine Krankenhausbehandlung ist dagegen nur bei Komplikationen, wie Blutung, drohender Magendurchbruch u. a., notwendig. Der nachweisbar günstige Effekt einer Krankenhausbehandlung wird allgemein auf die Herausnahme des Patienten aus dem täglichen Konfliktbereich und durch Abschirmung von Streßsituationen sowie auf die Zuwendung durch Ärzte und Pflegepersonal zurückgeführt. Wegen der hohen Kosten einer Krankenhausbehandlung müssen diese Faktoren möglichst auch im ambulanten Bereich bei der häuslichen Behandlung berücksichtigt werden.

Was ist bei der Diät zu beachten?

Die über Jahrhunderte empfohlenen unterschiedlichen Diäten beim Magen- und Zwölffingerdarmgeschwürleiden haben sowohl für die Besserung der Beschwerden wie auch für die Abheilungsgeschwindigkeit eines Geschwürs keine nachweisbare Wirkung. Die verminderte und häufigere Nahrungsaufnahme, ein erhöhter Milchkonsum, die blande Breikost oder auch das Vermeiden von Gewürzen und Citrusfrüchten beeinflussen nachweislich *weder* den Beschwerdeverlauf *noch* die Abheilungsgeschwindigkeit des Schleimhautdefektes. Auch die Magensäureabgabe wird durch bestimmte Diäten nicht verändert.

Hinweise in der Literatur, daß eine faserreiche Kost bei gegebener Bereitschaft für die Entwicklung eines Geschwürs die Rückfallquote senkt, sind bisher nicht eindeutig bewiesen. Auch fehlen Belege dafür, daß koffeinhaltige Getränke, wie Bohnenkaffee oder Coca Cola, wie auch ein mäßiger Alkoholkonsum die Geschwürheilung stören. In einer Untersuchung in Deutschland und in der Schweiz zeigten Patienten mit erhöhtem Bierkonsum sogar eine bessere Abheilungstendenz der Geschwüre im Vergleich zu Abstinenten. Dagegen ist gesichert, daß *Rauchen* das Zwölffingerdarmgeschwür, weniger das Magengeschwür, ungünstig beeinflußt. Sowohl die Abheilung eines Magengeschwürs, die Wirksamkeit eines Ulcusmedikamentes, wie z. B. von H2-Blockern, wie auch die Rückfallneigung (Rezidivquote) werden durch Rauchen erheblich negativ beeinflußt. Umgekehrt verbessert das Einstellen von Rauchen diese Faktoren ähnlich wie die Verabreichung eines wirksamen Ulcuspräparates bei Fortführung des Nikotinabusus. Hieraus ergibt sich die dringende Konsequenz, daß Patienten mit Geschwürleiden das Rauchen aufgeben müssen, bevor kostenintensive medikamentöse und operative Behandlungsverfahren, insbesondere zur Verhütung von Rückfällen, eingesetzt werden.

Aus diesen Zusammenhängen ergibt sich folgende Diätregel:
Erlaubt ist, was bekommt.
Vermeide unregelmäßige und voluminöse Mahlzeiten.
Hüte Dich vor dem Rauchen.
Kaffee und Alkohol sind in Maßen erlaubt.
Vorsicht bei Schmerz- und Rheumamedikamenten.

5.3.5 Medikamente zur Behandlung des Magen- und Zwölffingerdarmgeschwürleidens

Die in Abschnitt «Ursachen des Magen- und Zwölffingerdarmgeschwürleidens» vorgestellten Ursachen bedingen unterschiedliche medikamentöse Prinzipien, d. h. mit verschiedenen Medikamenten werden die verschiedenen ursächlichen Faktoren angegangen (Abb. 29). Im Vordergrund steht nach wie vor die *Herabsetzung des Säurefaktors*. Dies wird in erster Linie durch Medikamente erreicht,

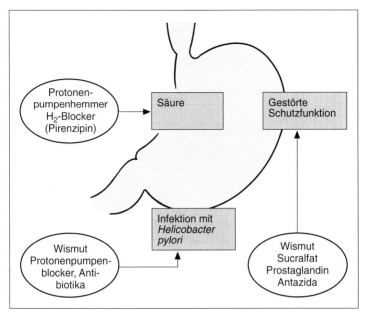

Abb. 29: Krankmachende (= pathogenetische) Faktoren als Angriffspunkte für die Behandlungsmöglichkeiten beim Magen- und Zwölffingerdarmgeschwür

welche die Säurebildung hemmen. Die Abbindung von gebildeter Säure durch neutralisierende Medikamente (Antazida) ist hierbei deutlich schwächer wirksam. Nach neueren Erfahrungen gilt: Je stärker die Säurebildung durch das Medikament unterdrückt wird, desto schneller heilt das Geschwür ab und desto schneller wird Schmerzfreiheit erzielt.

Weitere Prinzipien der medikamentösen Geschwürbehandlung sind die *Stärkung der Schutzfunktion*, wie die *Behandlung der Besiedlung der Magenschleimhaut mit Helicobacter pylori*. Weiterhin können Medikamente gegen die begleitenden allgemeinen Oberbauchbeschwerden, insbesondere Übelkeit, Erbrechen, Völle- und Druckgefühl, zusätzlich eingesetzt werden, wenn die Basisbehandlung hierfür nicht ausreicht. Diese motilitätsregulierenden Arzneimittel (Gastroprokinetika) haben jedoch keinen nachweisbaren Effekt auf die Geschwürheilung.

Antazida: Diese Medikamentenklasse wirkt durch Bindung von Säure im Magen (H+-Ionen-Neutralisation) wie auch durch Bindung von aus dem oberen Dünndarm in den Magen zurückgeflossenen Gallensalzen. Außerdem wird den Präparaten zusätzlich eine erhöhte Schleimhautschutzwirkung zugeschrieben.

Die zahlreichen, im Handel angebotenen Präparate sind im wesentlichen Mischsubstanzen aus anorganischen Salzen, wie Aluminiumhydroxid, Magnesiumhydroxid, Calciumcarbonat, Magnesiumcarbonat und Magnesium-/Aluminiumsilicat. Wichtige Vertreter der im Handel angebotenen Spezialitäten sind z. B. Maaloxan®, Riopan®, Gelusil®, Trigastril®, Kompensan®, Rennie®, Tepilta®, Gastropulgit®, Gelufalk®, Talcid® u. v. a.

Für den Einnahmemodus und die Dosierung dieser auch frei verkäuflichen Medikamente (Selbstmedikation möglich) gelten folgende Richtlinien: 3–4 Einnahmen über den Tag in Form von Lutschtabletten, Tabletten zum Schlucken oder milchartiger zäher Flüssigkeit (Suspension), jeweils 1–1½ Std. nach dem Essen und zur Nacht.

Bei höherer Dosierung muß auf Nebenwirkungen, wie Durchfall oder Verstopfung, je nach gewähltem Präparat geachtet werden. Bei Nierenfehlfunktion (Niereninsuffizienz) dürfen die Präparate wegen Gefahr erhöhter Blutcalciumspiegel (Hyperkalzämie) und erhöhter Aluminiumbelastung nicht höher dosiert werden. Außerdem muß beachtet werden, daß die meisten Antazida zum Teil aufgrund ihrer hohen Oberflächenaktivität andere Medikamente im oberen Magen-Darm-Trakt binden können, so daß letztere dann nicht mehr ausreichend wirksam sind. Dies ist besonders bei Einnahme von Digitalis-Präparaten, Medikamenten gegen Herzrhythmusstörungen und Einnahme von H2-Blockern zu beachten. Der Beeinträchtigung der Aufnahme dieser Medikamente kann jedoch dadurch entgegnet werden, daß das Antazidum jeweils möglichst eine Stunde nach der Einnahme des betreffenden Medikamentes erfolgt.

Die weiteren säurereduzierenden Arzneimittel wirken durch Hemmung der Säurebildung, d. h. anders als die Antazida, die die gebildete Magensäure binden und somit unwirksam machen, unterdrük-

Krankheitslehre · 105

ken diese Medikamente die Säurebildung von vornherein. Dies geschieht entweder durch Unterdrückung der Erregbarkeit der säurebildenden Belegzellen mit Hilfe verschiedener Hemmstoffe für die entsprechenden verschiedenen Bindungsstellen der Belegzellen (Rezeptoren, wie bei den H2-Blockern, Vagolytika) oder durch Hemmung der sogenannten Protonenpumpe (H+-K+-ATPase), dem Ausschleusesystem der Säure vom Innern der Belegzelle nach außen in das Drüsensystem. Letztere Medikamente werden deshalb Protonenpumpenhemmer (ATPase-Hemmer) genannt, die im Augenblick wichtigsten Vertreter sind Omeprazol, Pantoprazol oder Lansoprazol. Abb. 30 gibt die unterschiedlichen Angriffspunkte der säurereduzierenden Medikamente schematisch wieder. Im Folgenden werden die wichtigsten Medikamentenklassen nochmals im Detail besprochen.

Vagolytika (Pirenzepin): Die Substanz Pirenzepin hemmt stimulie-

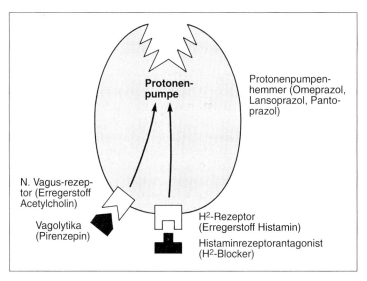

Abb. 30: Angriffspunkte säurehemmender Medikamente an der säurebildenden Belegzelle (vereinfachte Darstellung) an Vagus- und H^2-Histamin-Rezeptor und an der Protonenpumpe. (Rezeptor = Bindungsstelle für die Erregerstoffe)

rende Reize des Nervus Vagus auf die säurebildende Belegzelle. Im Vergleich zu den H2-Blockern wird jedoch nur eine schwächere Säurehemmung hierdurch erreicht. Aus diesem Grunde sind diese kostengünstigeren Präparate nach allgemeiner Erfahrung weniger wirksam im Vergleich zu den H2-Blockern und insbesondere auch den Protonenpumpenblockern (siehe unten). Bei höherer Dosierung kann es als Nebenwirkung zu Mundtrockenheit und Störungen der Nahsicht (Akkommodation) kommen. Aus diesen Gründen hat sich diese Substanz in der Behandlung von Magen- und Zwölffingerdarmgeschwüren zugunsten der wirksameren Präparate nicht durchgesetzt.

Das Pirenzepin ist mit verschiedenen Namen im Handel. Am bekanntesten ist die Substanz Gastrozepin-25/-50. Andere Präparatenamen sind Gastrocur, Pirenzepin-ratiopharm 50/-50. Die Dosierung beim Magen- und Zwölffingerdarmgeschwür beträgt morgens und abends jeweils 50 mg. Bei Nebenwirkungen muß auf 2 × 25 mg reduziert werden.

H2-Blocker: Diese Medikamentenklasse wirkt auf die Säurebildung durch Hemmung bestimmter Stimulationswege über die sogenannten H2-Histamin-Rezeptoren der säurebildenden Belegzellen der Corpusschleimhaut des Magens. Diese Präparate werden deshalb auch Histamin-H2-Rezeptor-Antagonisten genannt. Durch Hemmung dieser Rezeptoren erreicht man dosisabhängig eine über 6–12 Std. anhaltende Verminderung der unstimulierten und nahrungsstimulierten Säurebildung. Da besonders die nächtliche Säuresekretion für die Entstehung von Magen- und Zwölffingerdarmgeschwüren bedeutsam sein soll, werden die Präparate zum Abend oder zum Schlafengehen eingenommen. Tagsüber ist die Hemmung dann abgeklungen, und es findet eine weitgehend normale Säurebildung statt.

Die verschiedenen, im Handel angebotenen H2-Blocker unterscheiden sich nicht wesentlich in ihrer Wirksamkeit und werden alternativ eingesetzt, zumal auch die damit verbundenen Kosten in ähnlicher Höhe stehen. Glücklicherweise sind sämtliche H2-Blocker weitgehend nebenwirkungsfrei, so daß die Präparate sowohl für die Behandlung eines akuten Geschwürschubes über 4–8 Wochen wie auch insbesondere in halber Dosierung zur Vorbeugung von Rückfäl-

len (Rezidivprophylaxe) über Jahre eingenommen werden können. Die H2-Blocker werden deshalb seit Jahren sowohl zur Behandlung eines Geschwürschubes im Magen oder Zwölffingerdarm, wie auch zur Vorbeugung von Rückfällen eingesetzt.
Substanzen und Präparate mit dem jeweiligen Handelsnamen und Dosierungsempfehlungen sind in Tabelle 5 zusammengefaßt.

Tabelle 5a: Gebräuchliche H2-Blocker mit Substanzbezeichnung, Handelsnamen und den entsprechenden Dosierungsempfehlungen

Substanz	Handelsname	Dosierung	
		Akuter Schub – Langzeitprophylaxe	Abenddosis
Cimetidin	Tagamet 400	800 mg (2 Tbl.)	400 mg (1 Tbl.)
Ranitidin	Zantic / Sostril 300	300 mg (1 Tbl.)	
	Zantic / Sostril 150		150 mg (1 Tbl.)
Famotidin	Pepdul / Ganor	40 mg (1 Tbl.)	
	Pepdul / Ganor mite		20 mg (1 Tbl.)
Nizatidin	Nizax / Gastrax	300 mg (1 Tbl.)	
	Nizax / Gastrax mite		150 mg (1 Tbl.)
Roxatidin	Roxit (150 mg)	150 mg (1 Tbl.)	
	Roxit mite (75 mg)		75 mg (1 Tbl.)

Protonenpumpenblocker (Omeprazol, Pantoprazol, Lansoprazol): Die zur Zeit am stärksten die Säurebildung des Magens hemmenden Medikamente sind die sogenannten Protonenpumpenhemmer, von denen bisher das Omeprazol (Antra®, Gastroloc®), Pantoprazol (Pantozol®), Lansoprazol (Agopton®) im Handel sind. Aufgrund dieser stark säurehemmenden Wirkung haben diese Medikamente nachweislich einen noch günstigeren Effekt auf die Behandlung eines Geschwürschubes, wie auch zur Verhütung von Rückfällen. Sorgfältige weltweite Beobachtungen an Patienten, die schon seit vielen Jahren Omeprazol (Antra®, Gastroloc®) einnehmen, haben gezeigt, daß keine nennenswerten Nebenwirkungen zu befürchten sind. Dies hat sich in jüngster Zeit auch für die neueren Protonenpumpenhemmer Pantoprazol (Pantozol®) und Lansoprazol (Agopton®) bestätigt. Die Langzeitbehandlung (>8 Wochen) mit diesen Präparaten ist in Deutschland derzeit noch nicht zugelassen.

Die Protonenpumpenhemmer verhindern an der Belegzelle die Ausschleusung von Salzsäure in das Magenlumen, unterbinden somit den letzten Schritt der Säuresekretion. Das Ausmaß der Säuresekretionshemmung ist dosisabhängig, d. h. durch Erhöhung der Dosis kann die Säuresekretion praktisch vollständig unterdrückt werden. Im Krankenhaus können intravenös applizierbare Präparate auch in höheren Dosen injiziert werden, z. B. bei Blutungen aus Magen- und Zwölffingerdarmgeschwüren.

Die *Dosierung* für die orale Behandlung mit Kapseln bzw. Tabletten beträgt beim Magen- und Zwölffingerdarmgeschwür 20 mg (1 Kapsel) Antra® oder Gastroloc® pro Tag bzw. 40 mg Pantozol® oder 30 mg Agopton®. Bei anhaltenden Beschwerden oder schlechter Heilungstendenz der Geschwüre kann die Dosis für Antra® oder Gastroloc® auf 40, in Einzelfällen sogar auf 60 mg, für Pantozol® auf 80 mg bzw. für Agopton® auf 60 mg bzw. 90 mg bedenkenlos gesteigert werden. Das Medikament wird hierbei auf einmal, möglichst vor dem Frühstück im Nüchternzustand eingenommen. Nur in besonderen Fällen sollte bei erhöhter Dosierung diese auf eine Morgen- und Abenddosis verteilt werden (Tab. 5b).

Protonenpumpenhemmer haben in hohen Dosen auch einen günstigen Effekt auf die Besiedlung der Magenschleimhaut mit *Helicobacter pylori*, d. h. in hohen Dosen wird die Keimzahl reduziert. Für eine

Tabelle 5b: Handelsübliche Protonenpumpenhemmer und Dosierungsrichtlinien beim Geschwürsleiden

Substanz (Handelsname)	Zubereitung (Galenik)	Tagesdosis
Omeprazol (Antra®, Gastroloc®, Antra 40®)	Kapseln 20 mg	1 × 1 – 2
	Kapseln 40 mg	1 × 1
Pantoprazol (Pantozol®)	Tablette 40 mg	1 × 1 – 2
Lansoprazol (Agopton® Agopton mite®)	Kapsel 30 mg	1 × 1 – 2
	Kapsel 15 mg	2 × 1
Langzeitbehandlung Omeprazol	20 mg	1 × 1 jeden 2. Tag
Pantoprazol	40 mg	1 × 1 jeden 2. Tag
Lansoprazol mite	15 mg	1 × 1 täglich

vollständige Abtötung dieser Bakterien (= Eradikation) muß jedoch der Protonenpumpenhemmer täglich mit zwei Antibiotika (am besten Amoxycillin, 2 × 1–1,5 g täglich und Clarithromycin 2 × 250 mg) kombiniert werden. Die Eradikation gelingt mit diesem Behandlungsschema zu ca. 90–95%. Diese Patienten gelten als geheilt, d. h. rückfallfrei, solange es nicht zu einer erneuten Infektion mit dem Keim von außen kommt (Reinfektion: ca. 5–10% pro Jahr). Diese Eradikationsbehandlung kann gegebenenfalls auch wiederholt werden.
Prostaglandine (Cytotec®): Als einziges, in Deutschland verfügbares Prostaglandinanalog, ist das Misoprostol unter dem Namen von Cytotec® im Handel. Diese Substanz hemmt schwach die Magensäuresekretion und hat zusätzlich einen schützenden Effekt auf die Schleimhaut. Vergleichsuntersuchungen zeigten jedoch, daß sowohl die Beschwerdebefreiung als auch die Abheilungsraten beim peptischen Magen- und Zwölffingerdarmgeschwür deutlich schwächer ausfallen im Vergleich zu den H2-Blockern und insbesondere den Protonenpumpenhemmern. Aus diesem Grunde hat sich dieses Präparat in der Ulcustherapie nicht durchgesetzt, sondern wird lediglich zur Verhütung von durch Rheumamedikamente (Antirheumatika) bedingten Geschwüren im Magen- und Zwölffingerdarm eingesetzt. Außerdem kann das Präparat in höheren Dosen zu Nebenwirkungen im Darmbereich mit flüchtigen Darmkrämpfen und Durchfall führen.
Die Dosierung beträgt 2 × 200 bzw. 2 × 400 µg täglich.

Medikamente, die nicht durch die Verminderung der Magensäure wirken
Sucralfat (Ulcogant®): Das Sucralfat wird unter dem Namen Ulcogant® im Handel vertrieben. Es handelt sich hierbei um ein sogenanntes wasserlösliches Aluminiumsalz von Saccharosesulfat, welches über die Schleimhaut, insbesondere im Bereich von Geschwüren, einen Schutzfilm legt. Dieser Schutzfilm wird durch Verbindung mit Ausschwitzungen von Entzündungsfibrin im Bereich der Geschwüre vermittelt. Auf diese Weise wird ein Schutz der Schleimhaut vor Säure, Pepsin und Gallensalzen erzielt. Vergleichsstudien mit H2-Blockern zeigen eine ähnliche Wirksamkeit auf die Abheilung, jedoch eine wahrscheinlich schwächere Wirkung auf die Schmerzent-

wicklung. Aus diesem Grunde hat sich diese Substanz im Vergleich zu den H2-Blockern, insbesondere den Protonenpumpenhemmern, nicht durchgesetzt, sondern wird in besonderen Fällen zusätzlich bei schlecht heilenden Geschwüren zu der säurehemmenden Therapie verabreicht. Auch die prophylaktische Wirkung bei Langzeitgabe gegenüber Rückfällen ist schwächer ausgeprägt im Vergleich zu den H2-Blockern und Protonenpumpenhemmern.

Die Dosierung beträgt bei der Behandlung eines akuten Geschwürs 4 × 1 g. Das Präparat kann als Lutschtablette oder als Suspension eingenommen werden. Zur Verhütung von peptischen Geschwüren wird die halbe Dosis mit 2 × 1 g Sucralfat (Ulcogant) empfohlen. Nebenwirkungen sind abgesehen von einem leichten verstopfenden Effekt nicht zu befürchten.

Wismutpräparate: Wismutsalze sind in zahlreichen Einzelpräparaten oder Kombinationen im Handel. Die Wirksamkeit bei der Abheilung eines akuten Geschwürschubes wird in erster Linie auf eine Filmbildung mit Schutz der geschwürig veränderten Schleimhaut zurückgeführt. Außerdem haben Wismutpräparate noch eine abtötende Wirkung gegenüber dem Magenkeim Helicobacter pylori, der insbesondere zur Langzeitverhütung von Geschwürrückfällen nutzbar gemacht wird. Im Vergleich zu den H2-Blockern und besonders den Protonenpumpenhemmern ist jedoch der schmerzstillende Effekt beim akuten Magen- und Zwölffingerdarmgeschwür geringer ausgeprägt. Außerdem kommt es regelmäßig zur Schwarzverfärbung des Stuhls durch Ausbildung von unlöslichen Wismutschwefelverbindungen. Auf diesen Effekt ist bei der Stuhlbeurteilung in Abgrenzung zu einem Teerstuhl infolge einer Geschwürblutung zu achten. Da die langfristige Einnahme von Wismutpräparaten über 6–8 Wochen und mehr zu erhöhter Aufnahme von Wismut mit toxischen Folgen, insbesondere auf das Nervensystem, führen kann, ist die Behandlungsdauer auf max. 6 Wochen in üblicher Dosierung (siehe Tab. 5) zu begrenzen. Die gebräuchlichen Wismutpräparate sowie ihre Dosierung sind in Tab. 6 zusammengefaßt.

Für den Einsatz dieser Wismutpräparate ergibt sich nach dem augenblicklichen Kenntnisstand die folgende Empfehlung:

Tabelle 6: Gebräuchliche Wismutpräparate mit Substanzbezeichnung, Handelsname und den entsprechenden Dosierungsempfehlungen (Einnahme 30–50 min vor dem Essen)

Substanz (Handelsname)	Zubereitung (Galenik)	Dosierung
Wismutsubcitrat (Telen®)	Filmtabletten (120 mg Bio)	2 × 2
Wismutsubsalicylat (Jatrox®) (+ Ca CO₃)	Kautabletten (350 mg Bisalicylat)	3 × 2
Wismutgallat 50 mg (Bismofalk®)	Tabletten	3 × 2
Wismutcitrat 100 mg, Wismutnitrat 350 mg (Ulkowis®)	Tabletten	3 × 1–2
Wismutaluminat (200 mg) (Campylotec®)	Tabletten	3 × 1–2
Wismutnitrat 150 mg, Bi-Wismut-tris-aluminat 50 mg (Angass®)	Tabletten	2 × 2

Für die Therapie eines akuten Ulcusschubes können die Präparate, insbesondere bei positivem Schleimhautbefund mit Helicobacter pylori, eingesetzt werden. Zur Erhöhung eines günstigen Langzeiteffektes können die Präparate mit Antibiotika, wie z. B. Amoxypenicillin, kombiniert mit Metronidazol, verabreicht werden. Gelingt die Beseitigung (Ausrottung) des Helicobacter pylori-Keimes anhaltend, so kann so lange mit Rückfallfreiheit gerechnet werden bis in seltenen Fällen eine erneute Infektion von außen erfolgt und hierdurch das Risiko für einen Rückfall wieder drastisch erhöht wird (= Tripeltherapie: Wismutpräparat plus 2 Antibiotika). Nach dieser Kombinationsbehandlung mit Wismutpräparaten und Antibiotika mit dem Ziel der Langzeitverhütung von Geschwürrückfällen geben gelegentliche endoskopische Kontrollen mit Gewebsentnahmen, z. B. in Jahresabständen, Aufschluß über eine mögliche Reinfektion und damit über ein erhöhtes Risiko für Rückfälle.

5.3.6 Operative Behandlung von Magen- und Zwölffingerdarmgeschwüren

Wann muß operiert werden?

Seit Einführung von hoch wirksamen Medikamenten gegen die Geschwürkrankheit, insbesondere den H2-Blockern und den Protonenpumpenhemmern Omeprazol, Pantoprazol und Lansoprazol, werden operative Eingriffe wegen eines gutartigen Magen- oder Zwölffingerdarmgeschwürs immer seltener notwendig. Dies gilt insbesondere für die unkomplizierten Ulcusschübe, die sich in der Regel medikamentös behandeln lassen.

Auch die Behandlung einer mäßigen bis mittelstarken *Blutung* aus einem Geschwür wird im Krankenhaus zunächst konservativ vorgenommen und es wird erst bei persistierender oder sich wiederholender Blutung operiert (siehe unten).

Weitere, eventuell operationspflichtige Komplikationen sind der *Durchbruch* (Perforation) eines Geschwürs in die freie Bauchhöhle sowie, als chronische Komplikation, die *narbige Einengung* des Magenpförtners (Pylorus) und des oberen Zwölffingerdarms (Bulbus duodeni) infolge zahlreicher, über Jahre sich wiederholender Zwölffingerdarmgeschwüre.

Um nicht die Entwicklung eines bösartigen ulcusähnlichen Magenkrebses zu übersehen, ist eine weitere seltene Indikation zur Operation eines Magengeschwürs gegeben, wenn das Geschwür trotz intensiver medikamentöser Therapie mit modernen Ulcusmedikamenten nach 3 Monaten nicht abheilt. In der Regel kann hierbei jedoch die sichere Abgrenzung und Diagnose durch wiederholte Magenspiegelungen mit Gewebsentnahmen gestellt werden.

Operationsverfahren

Folgende Operationsverfahren sind beim Geschwürleiden entwickelt und praktiziert worden:
- Sogenannte *resezierende* Verfahren. Hierbei wird der untere Teil des Magens entfernt und entweder direkt mit dem Zwölffingerdarm (Billroth-I, B-I-Verfahren) oder mit der ersten Dünndarm-

schleife (Jejunum) (Billroth-II, B-II-Verfahren) verbunden. Die Verbindungsstellen nennt man die *Anastomose*. (PS: Die Verfahren werden nach dem Wiener Chirurgen Billroth benannt, der die Techniken vor über 100 Jahren erstmals beschrieben und in die Magenchirurgie eingeführt hat.) (Abb. 31 a + b). Die B-II-Operation

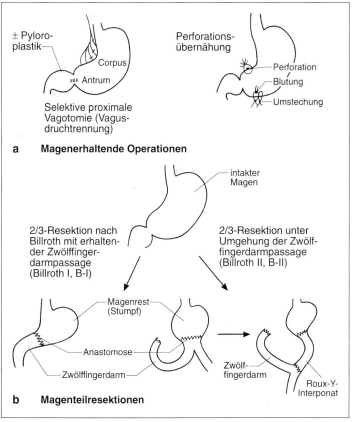

Abb. 31 a: Operationsverfahren in der Ulkuschirurgie (magenerhaltend, schematische Darstellung) **b:** Operationsverfahren in der Ulkuschirurgie (Teilentfernung = Resektion, schematische Darstellung)

wird in letzter Zeit zunehmend modifiziert durch Zwischenschaltung einer 30–40 cm langen Dünndarmschlinge zwischen Magenrest und Dünndarm (sog. Roux-Interponat).
- Vagotomie (Durchtrennung des Nervus Vagus).

Zur Anwendung kommen die vollständige Durchtrennung beider Nervenäste *(Trunculäre Vagotomie)* oder die in neuerer Zeit häufiger angewandte *selektive proximale Vagotomie*. Bei dieser Technik werden nur die feinen Nervenäste, die zu den säurebildenden Corpusdrüsen ziehen, durchtrennt unter Schonung der Nervenäste, die zu den Muskelzellen des Antrums ziehen, um hierdurch bei Unterdrückung der Säurebildung eine normale Magenentleerung und Motorik zu gewährleisten.
- *Übernähung eines perforierten Ulcus* unterstützt durch Vagotomie.

Bei Durchbruch eines Magen- oder Zwölffingerdarmgeschwürs wird bei der meist lebensbedrohlichen Situation ein schonender Eingriff bevorzugt. Hierbei wird lediglich das durchbrochene Geschwür übernäht und anschließend entweder eine truncale Vagotomie oder in neuerer Zeit noch besser eine intensivierte Behandlung mit H2-Blockern oder den Protonenpumpenhemmern vorgenommen.
- *Umstechung eines blutenden Ulcus.*

Bei einer arteriellen Blutung, die sich bei der Magenspiegelung nicht stillen läßt, muß eine operative Blutstillung durch Umstechung des Geschwürs erfolgen. Auch diese Methode ist relativ schonend und muß durch eine intensivierte medikamentöse Nachbehandlung unterstützt werden.

Wie wird die akute Blutung aus einem Geschwür behandelt?

Für die lokale Blutstillung einer Magen- oder Zwölffingerdarmblutung stehen zunächst verschiedene *endoskopische Möglichkeiten* zur Verfügung. Hierbei werden durch den Instrumentierkanal des Magenspiegels Elektro- oder Laserkoagulationssonden oder Unterspritzungssonden in den Magen eingeführt und die Blutung unter direkter Sicht entweder verschweißt oder mit Spezialösungen unterspritzt. Auch schnell härtende Fibrinkleber werden in neuerer Zeit angewandt. Diese endoskopischen Blutstillungsmaßnahmen sind in letzter Zeit durch zusätzliche intensivierte Unterdrückung der Säuresekretion noch effektiver geworden. Ohne diese stark säurehemmende medikamentöse Nachbehandlung mit Protonenpumpenhemmern in relativ hohen Dosen wird das Blutgerinnsel mit dem hohen Risiko einer Rückfallblutung durch die Verdauungsaktivität des Magensaftes aufgelöst. Erst wenn eine starke Ulcusblutung durch diese Maßnahmen nicht gestillt werden kann oder es zu wiederholten Rückfällen kommt, muß operiert werden; in der Regel durch einfache Umstechung des Geschwürs mit oder ohne gleichzeitige Vagotomie (siehe oben).

Wie wird der Magendurchbruch (Ulcusperforation) behandelt?

In der Regel muß die freie Perforation eines Magen- oder Zwölffingerdarmgeschwürs bei schwerem akuten Krankheitsbild unverzüglich operativ behandelt werden. Hierbei wählt der Chirurg ein schonendes Verfahren mit Übernähung der Perforation und anschließend intensivierter Ulcustherapie (siehe oben).

Wie wird die narbige Magenausgangsenge (Bulbusstenose) behandelt?

Im Endstadium eines Zwölffingerdarmgeschwürleidens kann eine narbige Einengung des oberen Zwölffingerdarms (Bulbusstenose) zum klinisch bedeutsamen mechanischen Entleerungshindernis führen. Gelegentlich entwickelt sich die Bulbusstenose auch ohne klinisch nachweisbare und anamnestisch bekannte vorausgehende Geschwürschübe. Bei leichteren Fällen kann zunächst eine endoskopische Bougierung (Aufdehnung) mit anschließender intensivierter Ulcustherapie, am besten mit einem Protonenpumpenhemmer (Omeprazol, Pantoprazol, Lansoprazol) – besonders bei älteren Patienten mit erhöhtem Risiko – versucht werden. In den meisten Fällen muß jedoch eine operative Eröffnung des narbig eingeengten Bulbuskanals erfolgen in Form einer Pyloroplastik, mit selektiv proximaler Vagotomie (siehe oben u. s. Abb. 17a). Bei Rückfällen muß eine Langzeitbehandlung mit einem stark wirksamen Präparat (H2-

Blocker, Protonenpumpenhemmer) angeschlossen werden (siehe oben).

Wann besteht die Notwendigkeit zu einer Operation beim unkomplizierten Geschwür und welches Verfahren sollte angewandt werden?

Seitdem wirksame Ulcuspräparate auch für die Verhütung von Rückfällen durch Langzeitbehandlung zur Verfügung stehen, stellt sich die Indikation zur sogenannten elektiven Operation bei wiederholten, nicht komplizierten Geschwürschüben erst, wenn die konservativen Möglichkeiten versagt haben.

Folgende Indikationen zur elektiven Operation sind allgemein anerkannt:

- Wiederholte Geschwürschübe trotz medikamentöser Langzeitbehandlung (äußerst selten).
- Ulcuskomplikation, wie Blutung oder Perforation trotz Langzeitbehandlung.
- Anhaltend hoher Leidensdruck des Patienten trotz Langzeitbehandlung.
- Unwillen des Patienten, über Jahre Tabletten einzunehmen (sogenannte Non-Compliance).
- Vordringlicher Wunsch des Patienten.
- Anhaltendes Magengeschwür über mehr als 3 Monate trotz intensiver medikamentöser Behandlung.

Als Verfahren der Wahl sind bei diesen Indikationen eher die resezierenden Operationen nach Billroth-I und Billroth-II, gegebenenfalls mit einer dazwischen geschalteten Dünndarmschlinge (Roux-Interponat), angezeigt (s. Abb. 17b). Dagegen sind die Vagotomie-Verfahren, insbesondere die selektiv proximale Vagotomie (s. Abb. 17a) aufgrund der relativ geringen Wirksamkeit bei diesen strengen Operationsindikationen und angesichts der hohen Wirksamkeit einer medikamentösen Langzeittherapie mit den modernen Ulcusmedikamenten in den Hintergrund getreten.

5.3.7 Praktisches Vorgehen bei Magen- und Zwölffingerdarmgeschwüren

Wie behandelt man den Geschwürschub?

Die Vielfalt der medikamentösen Behandlungsprinzipien erlaubt eine große Auswahl von Möglichkeiten bei der Behandlung von peptischen Geschwüren im Magen und Duodenum. Jeder Arzt wird aufgrund seiner Erfahrung und aufgrund neuer Erkenntnisse die für seinen Patienten beste Behandlungsmöglichkeit auswählen. Im folgenden sollen deshalb nur einige Orientierungshilfen, die zu möglicherweise unterschiedlichen Behandlungsvorgehen führen, aufgezeigt werden.

Bei der Auswahl eines Medikamentes berücksichtigt man hierbei nicht nur die Wirksamkeit und den Preis, d. h. die damit verbundenen Therapiekosten, sondern auch mögliche Nebenwirkungen, bzw. das Risiko für Komplikationen nach Absetzen oder Unterbrechen einer medikamentösen Behandlung.

Im wesentlichen hat die medikamentöse Geschwürbehandlung folgende Ziele:

– Schmerzbefreiung,
– Beschleunigung der Heilung des Geschwürs,
– Verhütung von Komplikationen während des Geschwürschubes,
– Verhütung von Rückfällen,
– Wiederherstellung und Erhaltung der Lebensqualität und Arbeitsfähigkeit.

Die Heilungsbeschleunigung ist hierbei für den Patienten zweitrangig, da auch ohne Verabreichung eines Medikamentes Geschwüre abheilen, z. B. nach 4 Wochen mit einer Rate von 40–50% beim Zwölffingerdarmgeschwür und 25–40% beim Magengeschwür. Weit wichtiger für den Patienten ist die schnelle Schmerzbefreiung und die Beseitigung von begleitenden dyspeptischen Beschwerden einschließlich von Refluxsymptomen mit Sodbrennen u. a. wie auch die Verhütung von Rückfällen, die im wesentlichen den Leidensdruck der Geschwürkrankheit bestimmen.

Folgende Grundsätze gelten bei der Präparateauswahl:

Behandlung des akuten Geschwürschubes

Antazida und Pirenzepin sind zwar kostengünstiger, wirken aber schwächer bei schmerzreichen Ulcusschüben, besonders bei begleitenden Refluxsymptomen. Auch für die Abheilung großer tiefer Geschwüre sind diese Präparate weniger geeignet.

Sucralfat (Ulcogant®) wirkt weniger schmerzstillend als die stark säurehemmenden Präparate (H2-Blocker, Protonenpumpenhemmer).

Wismut-Präparate wirken deutlich weniger schmerzstillend. Große Geschwüre im Zwölffingerdarm heilen langsamer ab.

H2-Blocker (zu den Substanzen siehe Seite 106) erweisen sich besonders bei schmerzreichen und größeren Geschwüren im Zwölffingerdarm als besonders gut wirksam und sind den oben beschriebenen Präparateklassen überlegen. Beim Magenulcus ist die Wirkung im Vergleich zum Zwölffingerdarmgeschwür schwächer ausgeprägt.

Protonenpumpenhemmer (Omeprazol, Pantoprazol, Lansoprazol) sind zur Zeit die wirksamsten Ulcus-Präparate unter den anderen Substanzen einschließlich der H2-Blocker und, besonders bei großen, zur Komplikation neigenden Geschwüren, überlegen. Zu den Substanzen s. S. 107, 108.

Primär werden H2-Blocker und der Protonenpumpenhemmer eingesetzt bei

– starken Ulcusschmerzen,
– großen und tiefen Zwölffingerdarmgeschwüren,
– Rückfallgeschwüren (Rezidivulcera).

Hierbei bevorzugt man den Protonenpumpenhemmer, besonders bei Hinweisen auf Komplikationen, wie

– Blutungen,
– beginnende Penetration (tiefe, große Magengeschwüre) sowie bei großen Geschwüren im Magen oder Duodenum, die unter Einnahme von Antirheumatika entstanden sind.

Die *Kombination* von verschiedenen Geschwürpräparaten wird in letzter Zeit zugunsten des stärker wirkenden Medikamentes, insbesondere der Protonenpumpenhemmer, nicht mehr empfohlen.

Bei welchen Patienten und mit welchen Medikamenten wird die Langzeitbehandlung durchgeführt?

Für die medikamentöse Langzeitprophylaxe (Verhütung von Geschwürrückfällen), besonders beim Zwölffingerdarmgeschwür, eignen sich die herkömmlichen Medikamente, wie Antazida, Pirenzepin, Sucralfat und Prostaglandinanaloge *nicht*, da sie eine zu geringe Wirkung auf die Rückfallhäufigkeit haben. Die H2-Blocker sind deutlich überlegen. In zahlreichen Untersuchungen wurde nachgewiesen, daß durch die dauerhafte Verabreichung eines H2-Blockers in halber Dosierung im Vergleich zur Akkuttherapie bei Patienten mit manifestem, chronisch rezidivierendem Ulcusleiden die mittlere Rezidivrate von durchschnittlich 80% pro Jahr auf 15–20% gesenkt werden kann. Diese Rückfallquote von 20% kann nach neueren Erkenntnissen durch Dauerverabreichung von Protonenpumpenhemmern auf unter 10% gedrückt werden. Angesichts der Tatsache, daß auch nach Magenoperationen zu 5–10%, wenn nicht noch zu höheren Prozentsätzen, Rückfälle auftreten können, bietet die Langzeitbehandlung eine akzeptable Alternative zur Operation (siehe auch Abschnitt «Operative Behandlung»). Alternativ zur Dauereinnahme von säurehemmenden Medikamenten wird in letzter Zeit, auch besonders beim Zwölffingerdarmgeschwür, die Behandlung des Magenschleimhautkeimes Helicobacter pylori mit einem Protonenpumpenhemmer (z. B. Omeprazol, Pantoprazol) plus Antibiotika angewandt oder die sog. Tripeltherapie (= Wismutpräparat plus zwei Antibiotika, s. Abschnitt Wismut).

Wie lange soll die Langzeitbehandlung durchgeführt werden?

Die Langzeitprophylaxe sollte über ca. 2–3 Jahre durchgeführt und dann abgesetzt werden, d. h. die Patienten sollten über diesen Zeitraum täglich die Medikamente einnehmen. Kommt es hierbei zu einem Rückfall, so wird zunächst mit höherer Dosierung der Geschwürschub behandelt, dann evtl. auf ein anderes Medikament umgesetzt. Nur in seltenen Fällen muß operiert werden.

Wann muß während der konservativen Langzeitbehandlung operiert werden?

Unter der Langzeitbehandlung mit einem Ulcus-Präparat zur Verhütung von Geschwürrückfällen ergeben sich folgende Operationsindikationen:

(1) Komplikation (Blutung, Perforation, narbige Einengung des Zwölffingerdarms),
(2) häufige beschwerdereiche Rückfälle trotz Dauereinnahme des Ulcus-Präparates,
(3) Rückfälle nach Absetzen der Langzeitbehandlung, wenn eine erneute Langzeittherapie vom Patienten abgelehnt wird.

Welche endoskopischen Kontrollen sind während der Langzeitbehandlung notwendig?

Grundsätzlich sind während der Langzeitbehandlung mit einem Ulcus-Präparat zur Verhütung von Geschwürschüben endoskopische Kontrollen nur bei auftretenden Beschwerden notwendig. Es gibt keinerlei Hinweise dafür, daß die Dauerbehandlung mit einem Ulcusmedikament ein erhöhtes Risiko für die Entwicklung bösartiger Schleimhautveränderungen bis hin zum Magenkrebs nach sich zieht. Bei Einsatz neuerer Präparate wird allgemein eine endoskopische Routine-Kontrolle in 1-Jahresabständen empfohlen. Das praktische Vorgehen bei der Behandlung von Magen- und Zwölffingerdarmgeschwüren ist schematisch in Abb. 32 wiedergegeben.

5.3.8 Behandlung von Antirheumatika-Ulcera

Wie ist das Antirheumatika-Ulcus definiert?

Treten bei Patienten meist ohne Hinweise auf frühere peptische Geschwüre unter der Einnahme von schmerzstillenden und entzündungshemmenden Medikamenten Geschwüre im Magen oder

---

Abb. 32: Praktisches Vorgehen bei der Therapie des chronisch-rezidivierenden Ulkus-Leidens (Magen- und Zwölffingerdarmgeschwüre)

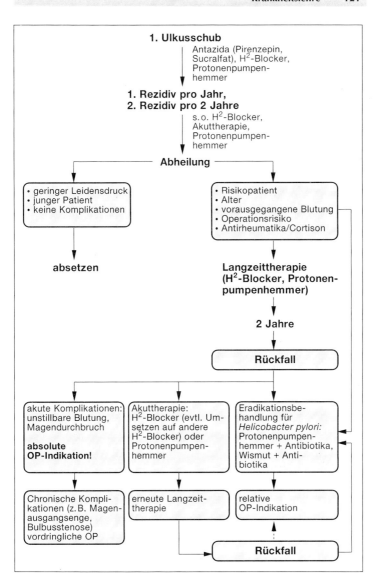

Zwölffingerdarm auf, so bezeichnet man diese als Antirheumatika-bedingte Ulcera oder auch Antirheumatika-Ulcera. Die genauere Bezeichnung lautet nicht-steroidale Antirheumatika-Ulcera (NSAR-Ulcera), da diese Medikamente keine Cortisonabkömmlinge (= keine Steroide) enthalten. Mit eingeschlossen in diesen Formenkreis wird die Acetylsalicylsäure (ASS, Aspirin), da besonders dieses Medikament eine hohe geschwürbildende Nebenwirkung in sich birgt. Als NSAR-Medikamente kommen praktisch alle Präparate in Betracht, die bei rheumatischen Beschwerden eingenommen werden. Gängige Präparate sind Diclofenac (Voltaren®), Piroxicam (Felden®), Indometacin (Amuno®), Ibuprofen, Naproxen (Proxen) u.v.a. Gängige Acetylsäure-Präparate sind Aspirin®, ASS 100, ASS-ratiopharm, Colfarit® u.v.a.

Typisch für Antirheumatika-Ulcera ist, daß diese oft im Vergleich zu den einfachen peptischen Geschwüren an anderer Stelle, z.B. im Bereich der großen Curvatur, im Magen und seltener im Zwölffingerdarm auftreten, häufiger bluten und weniger Beschwerden bereiten. Weitere Unterschiede sind in Tab. 7 wiedergegeben.

Tabelle 7: Unterschiedliche Charakteristika beim Antirheumatika-Ulkus im Vergleich zum herkömmlichen peptischen Ulkus

Charakteristikum	NSAR	Peptisches Ulkus
Ulkusvorgeschichte	meist nicht vorhanden	häufig
bevorzugtes Auftreten im Alter	ja	nein
«atypische» Lokalisation	ja	nein
Schmerzen	selten	häufig
Blutungsneigung	groß	gering
Perforationsgefahr	groß	klein
Ursache: Prostaglandin-E-Synthesestörung	dominanter Faktor	untergeordnete Rolle
Verursachung durch Helicobacter pylori	nein	ja

Krankheitslehre · 123

Wie häufig sind Antirheumatika-Ulcera?

Dieser Geschwürtyp nimmt in den letzten 20 Jahren deutlich zu. Gründe hierfür sind insbesondere die zunehmende Überalterung der Bevölkerung mit begleitenden degenerativen, oft Antirheumatikapflichtigen Gelenk- und Knochenerkrankungen. Auch die rheumatischen Erkrankungen bei jüngeren Patienten nehmen deutlich zu. Weiterhin ist die erhöhte Einnahme von diesen Rheuma- und Schmerzmitteln auf die Zunahme von Freizeitsport mit entsprechenden Verletzungen zurückzuführen. Der Gebrauch an Acetylsalicylsäure(ASS)-haltigen Medikamenten hat in den letzten 5 Jahren drastisch zugenommen, nachdem erkannt wurde, daß diese Medikamente sich günstig bei der Herzkranzgefäßerkrankung wie auch bei Arterienverkalkung im Bereich der Gehirnschlagadern und der Beinarterien als günstig erwiesen haben. Die Wirkung von ASS ist hierbei auf eine Verbesserung der Fließeigenschaften des Blutes mit Hemmung der Verklebungsfähigkeit von Blutplättchen (Thrombozytenaggregationshemmung) zurückzuführen. Auch relativ niedrige Dosen von 100 mg ASS täglich, wie sie in neuerer Zeit empfohlen werden, bergen ein Risiko von ca. 5–10% für die Entwicklung von Magen- und Zwölffingerdarmgeschwüren in sich.

Besonderheiten der Antirheumatika-Ulcera

Das Auftreten von Antirheumatika-Ulcera und Erosionen ist oft weniger durch Schmerzen als durch allgemeine leichtere dyspeptische Symptome und Hinweise auf Blutung durch Schwarzfärbung des Stuhls gekennzeichnet. In ca. 50% der Fälle ist die Blutung das Leitsymptom von Antirheumatika-Ulcera, die in 5–10%, besonders bei älteren Patienten, lebensbedrohliche Ausmaße annehmen kann. Eine weitere, im Vergleich zu den peptischen Geschwüren eher größer einzuschätzende Gefahr droht von einer möglichen tiefen Penetration bis hin zur freien Perforation (Magendurchbruch) mit einem relativ hohen Operationsrisiko bei den zumeist älteren Patienten. Aus diesen Gründen muß bei Hinweisen auf Entwicklung von NSAR-Ulcera die Frage überprüft werden, inwieweit diese Medikamente dringend notwendig sind. Ist dies gegeben, so muß eine begleitende Magenschutztherapie so lange durchgeführt werden, wie Einnahmepflicht für die Antirheumatika oder für ASS besteht (siehe auch unter Therapie).

Wie entstehen Antirheumatika-Ulcera?

Im Gegensatz zu der Entwicklung von peptischen Geschwüren ist der entscheidende, ursächlich pathogenetische Mechanismus für die Entwicklung von Antirheumatika-Ulcera relativ gut aufgeklärt. NSAR-haltige Medikamente wie auch Acetylsalicylsäure hemmen die Bildung eines wichtigen Schutzstoffes in der Magenschleimhaut, das Prostaglandin E2. Diesem Stoff kommt eine zentrale Steuerrolle für die Schleimhaut-schützenden Vorgänge in der Magen- und Zwölffingerdarmschleimhaut zu. So läßt sich unter Verabreichung von Rheumamedikamenten wie auch von ASS außer einer meßbaren Reduktion des Prostaglandingewebespiegels auch eine Verminderung der Schleim- und Bikarbonatsekretion sowie eine Störung in der Blutversorgung der Magen- und Zwölffingerdarmschleimhaut experimentell nachweisen. Rauchen (Nikotinabusus) begünstigt wahrscheinlich die Entwicklung von Antirheumatika-Ulcera. Dagegen haben diese Medikamente keinen Einfluß auf die Säurebildung, das Serum-Gastrin oder andere geschwürbildende Faktoren. Offensichtlich spielt auch die Besiedlung der Magen- und Zwölffingerdarmschleimhaut mit Helicobacter pylori keine entscheidende Rolle.

Rheumamedikamente können einmal durch direkten Kontakt mit der Magenschleimhaut nach Schlucken dieser Präparate Geschwüre auslösen. Häufiger und wichtiger ist jedoch die Wirkung dieser Medikamente über den Blutweg, d.h. die Medikamente werden zunächst über den Dünndarm in das Blut aufgenommen und gelangen dann über die Blutversorgung des Magens an die Magen- und Zwölffingerdarmschleimhaut mit den bekannten geschwürbildenden Wirkungen. Deshalb bergen diese Medikamente auch ein Risiko für Geschwürbildung in sich, wenn sie nicht als Tabletten über den Magen eingenommen, sondern dem Körper über andere Wege, insbesondere in Form von Zäpfchen (Suppositorien) über die Mastdarmschleimhaut, zugeführt werden.

Wie behandelt man das Antirheumatikum-Ulcus?

Da akute Geschwürschübe im Rahmen einer Behandlung mit Rheumamedikamenten häufiger bei älteren Menschen mit erhöhtem Risiko für Komplikationen auftreten, ist eine besonders intensive Behandlung dieses Geschwürtyps mit den hochwirksamen H2-Blockern und noch besser mit den Protonenpumpenhemmern angezeigt (= indiziert). Wegen der fehlenden krankmachenden (pathogenetischen) Bedeutung des Helicobacter pylori sind Wismut-Präparate nicht sinnvoll. Dagegen haben sich sogenannte Prostaglandinanaloge vom Typ des Misoprostols (Cytotec®) bei diesem Ulcustyp (im Gegensatz zu ihrem nur schwachen Effekt beim einfachen peptischen Geschwür) als relativ wirksam erwiesen.

Kann bei der Diagnose eines Antirheumatika-Ulcus die antirheumatische Therapie abgesetzt werden, so sind die allgemeinen Therapieformen wie für jedes peptische Ulcus gültig, d. h. es kommen ähnliche Präparate zum Einsatz, wie z. B. H2-Blocker, Protonenpumpenhemmer, Sucralfat u. a. (s. Abb. 18). In den meisten Fällen besteht jedoch wegen der Schwere der rheumatischen Grunderkrankung oder besonders bei Einnahme von Acetylsalicylsäure wegen Herz- und Gefäßerkrankungen eine dauerhafte Einnahmepflicht. Besonders wirksam haben sich hierbei die Protonenpumpenhemmer Omeprazol, Pantoprazol und Lansoprazol erwiesen. Bei besonders großen und tiefen Geschwüren im Magen wie auch bei Blutungen ist diesen Präparaten primär der Vorzug gegeben (Abb. 33). Ist das Ulkus dann abgeheilt, so muß eine Dauerprophylaxe angeschlossen werden, solange die Antirheumatika und ASS-haltigen Präparate verabreicht werden. Als günstige Medikamente für die Langzeitbehandlung kommen H2-Blocker (z. B. Zantic®, Sostril®, Nizax®, Gastrax®, Tagamet®, Pepdul®, Ganor®) oder als Protonenpumpenhemmer Omeprazol (Antra®, Gastroloc®), Pantoprazol (Pantozol®) oder Lansoprazol (Agopton®) in niedriger Dosierung oder das Prostaglandinanalog Misoprostol (Cytotec®) in Frage.

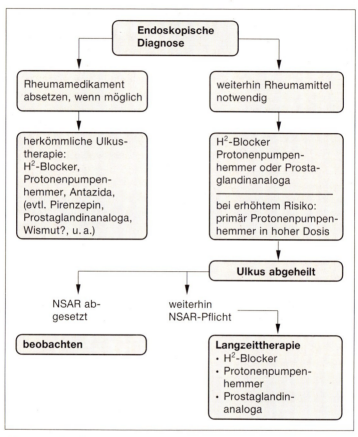

Abb. 33: Praktisches Vorgehen bei der Therapie und Langzeitverhütung des Antirheumatikaulkus (NSAR-Ulkus = Geschwür durch Einnahme von Rheumamedikamenten)

5.4 Magenblutung

Wie äußert sie sich und wie häufig ist eine Magenblutung?

Blutungen aus dem oberen Magen-Darm-Trakt äußern sich in erster Linie durch Erbrechen von Blut wie auch Abgang von Blut über den Stuhl. Das Bluterbrechen wird Hämatemesis und das Absetzen von frischem Blut über den Stuhl Hämatochezie sowie von schwarz verfärbtem Blut Teerstuhl (Melaena) genannt. Bei Bluterbrechen muß hier jedoch auch daran gedacht werden, daß Blut aus dem Nasen-Rachen-Raum, z. B. beim Nasenbluten, verschluckt und danach erbrochen werden kann. Wenn das Blut länger im sauren Magen verweilt, wird es schwarz verfärbt, und man spricht dann von Kaffeesatzerbrechen. Von Blutspucken wird gesprochen, wenn das Blut nicht aus dem oberen Magen-Darm-Trakt, sondern aus der Lunge stammt, z. B. bei einem Lungentumor oder Lungentuberkulose. In typischer Weise ist dieses oft durch einen Hustenstoß hervorgebrachte Blut schaumig und hellrot.

Schätzungsweise treten pro Jahr bei 100 000 Einwohnern ca. 50–150 Blutungen aus dem Magen-Darm-Trakt auf. Zu 90% stammt diese Blutung vom oberen und zu ca. 10% vom unteren Magen-Darm-Trakt (Dickdarmbereich).

Die Gesamtsterberate aller Patienten mit Blutungen aus dem oberen Magen-Darm-Trakt liegt bei ca. 5–10%; es handelt sich in der Regel also um eine lebensgefährliche Komplikation der zugrunde liegenden Erkrankung. Durch moderne endoskopische Verfahren konnte die Sterberate in den letzten Jahren unter 2% gesenkt werden.

Was sind die Ursachen einer Magenblutung?

Die häufigste Blutungsquelle (s. Tab. 8) im oberen Magen-Darm-Trakt sind Geschwüre (peptische Ulcera) sowie vielfache kleinste Schleimhautverletzungen (Erosionen).

Tabelle 8: Ursachen einer Magenblutung

Blutungsquelle	Prozentsatz
Zwölffingerdarmgeschwür (Ulcus duodeni)	ca. 40%
Magengeschwür (Ulcus ventriculi)	ca. 20%
Erosionen (= viele winzige, aber oberflächliche Geschwüre)	ca. 15%
Krampfadern der Speiseröhre (bei Leberzirrhose)	ca. 15%
Einriß der Schleimhaut durch Erbrechen (Mallory-Weiss-Syndrom)	ca. 5%
Entzündungen der Speiseröhre <1% (seltene Ursachen)	
insgesamt	ca. 5%

5.4.1 Blutung aus Magen- und Zwölffingerdarmgeschwüren

Die Blutung aus einem Magen- und Zwölffingerdarmgeschwür ist eine relativ häufige Komplikation dieser Erkrankung und betrifft Männer ca. 2–3mal häufiger als Frauen. Die Häufigkeit der Geschwürblutungen hat in den letzten 50 Jahren deutlich zugenommen. Besonders ältere Patienten sind betroffen, häufig in Folge der Einnahme von Medikamenten gegen Rheuma. Immerhin sterben noch ca. 1–4% aller Patienten mit einer Geschwürblutung. Aus diesem Grunde ist eine rechtzeitige Erkennung und Behandlung im Krankenhaus dringend notwendig.

Zu ca. 60–70% der Fälle kommt die Geschwürsblutung von selbst zum Stillstand. Bei den restlichen Fällen muß eine Behandlung durch Blutstillung über den Magenspiegel oder durch Operation erfolgen. In vielen Fällen steht die Blutung auch vorübergehend und kann dann wieder aufbrechen und auf diese Weise den Patienten in Lebensgefahr bringen. Außerdem ist bekannt, daß Patienten, die einmal eine Blutung aus einem Geschwür hatten, bei einem späteren Rückfall, z. B. nach einem halben oder einem Jahr, wiederum häufiger eine Blutungskomplikation aufweisen als Patienten, die beim ersten Geschwürschub nicht geblutet hatten.

5.4.2 Erosionen

Feinste Schleimhautverletzungen (Erosionen) sind entweder erhabene (komplette, chronische) oder flache (inkomplette, akute) Defekte der Schleimhautdecke (Mucosaepithel), die nicht in die Tiefe dringen. Trotzdem kann eine schwere Blutung dadurch ausgelöst werden, daß über 100–200 derartige Erosionen plötzlich gleichzeitig auftreten und durch eine diffuse Sickerblutung erhebliche Mengen von Blut in relativ kurzer Zeit in den Magen abgegeben werden. Die Erosionen können sowohl im Magen wie auch Zwölffingerdarm auftreten. Häufig entstehen sie bei schweren anderen Grunderkrankungen (Streßblutung) oder durch Noxen wie hochprozentige Alkoholika und Medikamente, besonders Rheumamittel.
Blutungen aus Erosionen kommen in der Regel spontan zum Stillstand und führen nur in seltensten Fällen zu lebensbedrohlichen Situationen.

5.4.3 Krampfadern der Speiseröhre (Oesophagusvarizen)

Blutungen aus Krampfadern der Speiseröhre sind häufig akut auftretend massiv und lebensbedrohlich. Zur Blutstillung stehen Magenschlauchtamponade durch Spezialsonden sowie in neuerer Zeit Blutstillungsmethoden über den Magenspiegel (Sklerosierungsbehandlung) zur Verfügung. Nur noch in seltenen Fällen muß deshalb operiert werden. Weitere Einzelheiten siehe Band 3 Leberzirrhose.

5.4.4 Schleimhautrisse (Mallory-Weiss-Syndrom)

Unter dem Mallory-Weiss-Syndrom versteht man eine Blutung aus Einrissen der Schleimhaut, die zumeist infolge von Erbrechen am Übergang von Speiseröhre zum Magen auftritt. Gelegentlich kann sich auch ein Einriß tief bis in den Magen hinein fortsetzen. Hierbei geht vielen Fällen ein exzessiver Alkoholkonsum dem Ereignis voraus. In typischer Weise ist das erste Erbrechen noch ohne Blutbeimengungen. Durch den heftigen Brechakt kommt es dann zum Einriß der Schleimhaut, so daß das daraufhin erfolgende Erbrechen mehr oder weniger stark ausgeprägte Blutbeimengungen zeigt. Auch die Einnahme von Aspirin (Acetylsalicylsäure) kann die Entwicklung derartig gefährlicher Schleimhauteinrisse begünstigen. In den meisten Fällen kommen die Blutungen aus derartigen Schleimhautrissen spontan zum Stillstand. Die Blutstillung kann durch Einspritzen von Speziallösungen (Adrenalin, Polidocanol) über den Magenspiegel unterstützt werden. Nur in den seltensten Fällen ist eine Operation notwendig.

5.4.5 Gefäßmißbildungen

In seltenen Fällen kann eine Blutung aus dem oberen Magen-Darm-Trakt aus einer Gefäßmißbildung erfolgen. Am bekanntesten ist das sogenannte Ulcus nach Dieulafoy. Oft wird hierbei eine Arterie verletzt, so daß es zu einer lebensbedrohlichen spritzenden Blutung, zumeist im oberen Bereich des Magens (Corpus/Fundus), kommt. Eine weitere Möglichkeit sind gutartige multiple kleine Gefäßgeschwulste (Angiome) im Magen und Zwölffingerdarm, die meist angeboren sind und im Rahmen eines sogenannten Morbus Osler auftreten. In typischer Weise zeigen diese Patienten auch kleinste Gefäßtumörchen im Bereich der Unterlippenschleimhaut und unter den Fingernägeln. Die Blutungen aus derartigen kleinen Angiomen kommen in der Regel oft schnell spontan zum Stillstand. Die Blutstillung kann auch hier durch endoskopische Unterspritzungsverfahren unterstützt werden.

Wie erkennt der Arzt die Magenblutung?

Bei Verdacht auf Blutung aus dem oberen Magen-Darm-Kanal ist die erste und wichtigste diagnostische Maßnahme nach Erfassen der Krankengeschichte (d. h. der Hintergründe und Begleitumstände) die Magenspiegelung. Bei akuten Blutungen muß zunächst der Kreislauf durch entsprechende Behandlung mit Transfusionen von Blut und Blutersatzmitteln stabilisiert werden. Die Röntgenuntersuchung ist für diese Indikation unbrauchbar. Der Vorteil der Magenspiegelung liegt auch in der gleichzeitigen Möglichkeit einer lokalen Blutstillung durch Unterspritzungsverfahren oder Koagulationstechniken mit Laser-/Elektrohitzesonden.

Wie behandelt man eine Magenblutung?

Die Behandlung der Magenblutung richtet sich in erster Linie nach der zugrunde liegenden Erkrankung. Blutende Geschwüre und andere Läsionen wie auch Einrisse der Magenschleimhaut (Mallory-Weiss-Syndrom) oder aus Krampfadern der Speiseröhre (Oesophagusvarizen) werden bei der Feststellung der aktiven Blutung durch die obere Magendarmspiegelung durch Unterspritzung der blutenden Schleimhautveränderungen und anschließend mit blutstillenden Mitteln behandelt. Hierbei verwendet man in erster Linie Adrenalin, welches die kleinen Gefäße zumindest vorübergehend verschließt und so zur Blutstillung wesentlich beiträgt. Außerdem können auch bestimmte alkoholische Lösungen angewandt werden, wobei es dann durch das Unterspritzen zu einer Kompression der blutenden Gefäße und anschließenden bindegewebigen Reaktion mit Verschluß der kleinen Gefäße kommt. Letzteres Verfahren wird insbesondere bei stärkeren arteriellen Blutungen angewandt. Weitere Behandlungsmöglichkeiten sind die Koagulation von blutenden Gefäßen mit elektrischen Hitzesonden oder mit Laserstrahl. Unterstützt wird die lokale Blutstillungsmaßnahme durch Verabreichung von Medikamenten, die die Magensäuresekretion unterdrücken wie H2-Blocker oder besonders die Protonenpumpenhemmer durch regelmäßige intravenöse Verabreichung. Nur in seltenen Fällen muß bei anhaltender und Rückfallblutung (Rezidivblutung) operiert werden. Hierbei umsticht der Chirurg in der Regel das blutende Gefäß, ohne größere Teile des Magens zu entfernen (s. a. Abb. 34).

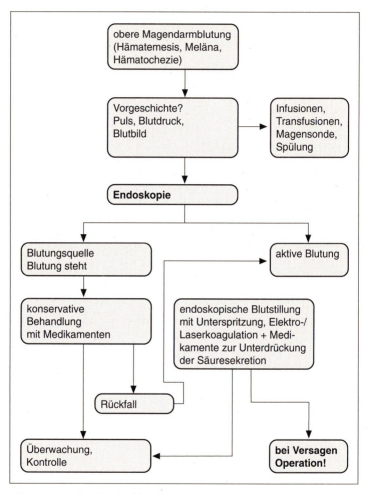

Abb. 34: Vorgehen bei der aktiven Magenblutung

5.5 Magenkrebs (Magenkarzinom)

Was ist ein Magenkrebs?

Der Magenkrebs oder das Magenkarzinom ist die häufigste bösartige Erkrankung des Magens. Er kann aus der Schleimhaut des gesamten Magens hervorgehen. Je nach Lokalisation unterscheidet man das Cardiacarcinom am Mageneingang vom Corpus- und Antrumcarcinom, welches im Magenkörper bzw. im Magenausgangsbereich, dem Antrum gelegen ist mit jeweils unterschiedlichen Häufigkeiten. Bei der Feingewebsuntersuchung lassen sich verschiedene Formen unterscheiden: (1) der intestinale Typ, bei dem der Tumor die gesunde Schleimhaut verdrängt und expansiv wächst, (2) der diffus infiltrative Typ, wobei die bösartigen Zellen zwischen gutartigen Zellen weiterwachsen und früh in die Tiefe der Schleimhaut infiltrieren. Diese Unterscheidung wird Lauren-Klassifikation genannt. Es gibt jedoch bei einem Magenkrebs auch Mischtypen mit Anteilen beider Gewebsformationen.

Zur Einteilung und Vereinheitlichung wurde international die sogenannte TNM-Klassifikation eingeführt, wobei T für Tumor, N für Lymphknoten und M für Metastase steht. Bei jedem Patienten wird je nach Ausdehnung des Tumors der TNM-Grad festgelegt, insbesondere zur Abschätzung von Behandlungsmaßnahmen und zur prognostischen Beurteilung.

Unter Präkanzerosen versteht man Schleimhautveränderungen, die sich möglicherweise oder in jedem Fall (obligat) zu einem regelrechten Magencarcinom entwickeln können. Hierbei stellt die sogenannte präkanzeröse Bedingung einen Indikator für erhöhtes Krebsrisiko und die präkanzeröse Läsion eine Veränderung mit fast sicherer bösartiger Entartungstendenz dar.

Wie häufig ist Magenkrebs?

Der Magenkrebs ist nach den Dickdarmtumoren der häufigste bösartige Tumor im Magen-Darm-Trakt. Besonders in den westlichen Industrieländern, wie insbesondere Europa und den USA, läßt sich jedoch im Gegensatz zu der enormen Zunahme des Dickdarmkreb-

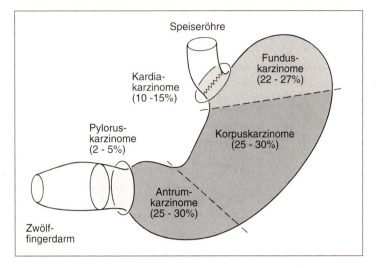

Abb. 35: Relative Häufigkeit (in %) und Lokalisation der Magenkarzinome

ses eine deutliche Abnahme der Häufigkeit des Magenkarzinoms feststellen. Dieser in den USA in den Jahren 1935–1960 besonders stark ausgeprägte Trend findet sich auch in den letzten 20 Jahren in Deutschland (Abb. 35). Weltweit schwanken in den letzten Jahrzehnten die Häufigkeitszahlen zwischen 100 neuen Fällen von Magenkarzinom pro Jahr pro 100 000 Einwohner in Japan (ebenfalls mit abnehmender Tendenz), 20–45 Fälle in Mittel- und Lateinamerika, ca. 10–15 Fälle in Deutschland und unter 10 Neuerkrankungen in England und in den USA. Das männliche Geschlecht überwiegt in allen Statistiken mit einem Faktor von 1,5–2 gegenüber dem weiblichen Geschlecht. Die Ursache hierfür ist nicht bekannt.

Bei der Analyse der Häufigkeitszahlen über die letzten 80 Jahre zeigt sich ein sogenanntes *Kohortenphänomen* auch in Deutschland, d. h. bei den jüngeren Generationen läßt sich eine insgesamt deutlich geringere relative Abnahme der Magenkarzinom-Sterblichkeit im Vergleich zu den älteren Generationen feststellen, wie dies in der

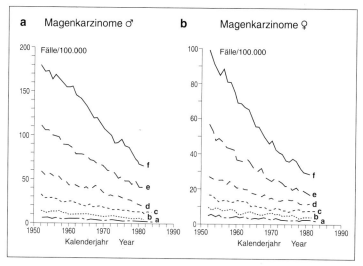

Abb. 36: Abnahme der Häufigkeit des Magenkrebses in Deutschland (alte Bundesländer) in den verschiedenen Altersklassen bei Männern (links) und Frauen. Beachte die stärkere Abnahme in den höheren Altersgruppen

Abb. 36 dargestellt ist. Dies spricht dafür, daß Personen, die vor 1920 geboren wurden, offensichtlich stärkeren äußeren Magenkrebs-bildenden (kanzerogenen) Einflüssen unterworfen waren im Vergleich zu den später geborenen Generationen.

Auch innerhalb der Bundesrepublik Deutschland lassen sich geographische Unterschiede im Häufigkeitsverhalten von Magenkrebs feststellen, die möglicherweise auf unterschiedlich stark ausgeprägte äußere und Umweltfaktoren sowie auf genetische Risikofaktoren hinweisen mit einem z. B. höheren Risiko in Bayern, Nordrhein-Westfalen und einigen Teilen Niedersachsens im Vergleich zu Hessen und Schwaben.

Welche Ursachen sind für das unterschiedlich häufige Auftreten und die Häufigkeitsabnahme des Magenkrebses verantwortlich?

Die erheblichen Unterschiede in der weltweit registrierten Häufigkeit des Magenkrebses, die sich auch innerhalb Deutschlands feststellen läßt, sind im einzelnen nicht geklärt. Sehr wahrscheinlich ist jedoch, daß neben den genetischen Faktoren, die sich in den letzten Jahrzehnten nicht verändert haben dürften, Umwelteinflüsse, insbesondere Ernährungsgewohnheiten, eine wichtige Rolle spielen. Auf die Bedeutung der Umwelteinflüsse haben sogenannte Migrantenstudien hingewiesen. So hat sich gezeigt, daß Japaner, die in ihrem Ursprungsland eine hohe Magenkrebshäufigkeit aufweisen und somit unter einem erhöhten Risiko für die Entwicklung eines Magenkarzinoms stehen, nach Emigration in die USA zunächst eine ähnlich hohe Häufigkeit für Magenkrebs zeigen, daß aber deren Nachkommen bereits in der ersten und besonders in der zweiten Generation dann wesentlich seltener an einem Magenkrebs erkranken mit Häufigkeitszahlen, die denen der einheimischen amerikanischen Bevölkerung nahekommen (Abb. 37). Umgekehrt steigt bei diesen Menschen das für Japan typisch niedrige Risiko für Dickdarmkrebs in den Folgegenerationen, die nach Amerika emigriert sind, deutlich an, ebenfalls in Bereiche, wie sie für die amerikanische Bevölkerung typisch sind.

Auf der Suche nach *Umwelteinflüssen und Ernährungsfaktoren* wurden zahlreiche Einflußgrößen wahrscheinlich gemacht, die entweder die Entwicklung eines Magenkrebses begünstigen (= Risikofaktoren) oder das Risiko für die Entwicklung eines Magenkrebses vermindern (= Schutzfaktoren). Angeschuldigt werden besonders stark gesalzene und geräucherte Speisen, eine getreidereiche, Vitamin-C-arme Ernährung sowie die Konservierung von Nahrungsmitteln mit Nitriten. In Japan wurde die Abnahme des Magenkarzinoms mit der Einführung von Kühlschränken in Zusammenhang gebracht, da durch die Kühlkonservierung die möglicherweise krebsfördernde Konservierung der Nahrungsmittel durch Pökeln oder Räuchern wegfiel. Auch die unterschiedlichen Häufigkeiten für Magenkrebs, z. B. in Bayern und Niedersachsen gegenüber anderen Landstrichen, wurde mit dem unterschiedlichen Konsum von geräucherten und gepökelten

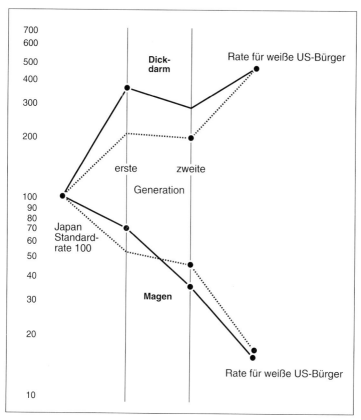

Abb. 37: Todesrate (Mortilität) für Magenkrebs (unten) und Darmkrebs (Kolon, oben) bei japanischen Auswanderern aus Japan in die USA über 2 Generationen. Beachte die Abnahme der Magenkrebshäufigkeit bei spiegelbildlicher Zunahme des Dickdarmkrebses bei Frauen (♀) und Männern (♂) in die Häufigkeitsbereiche von weißen US-Bürgern. Näheres siehe Text

Speisen, besonders in den 20er und 30er Jahren dieses Jahrhunderts, in Zusammenhang gebracht. In letzter Zeit wird auch eine mögliche krebsfördernde Wirkung einer Besiedlung der Magenschleimhaut mit *Heliobacter pylori* und der dadurch verursachten chronischen Typ-B-Gastritis diskutiert, ohne daß sich hierbei schon Konsequenzen für Vorbeugung und Behandlung ableiten lassen.

Ist Magenkrebs erblich?

Wenngleich eine gewisse familiäre Häufung von Magenkrebs vereinzelt vorkommt und beschrieben wurde, gehört der Magenkrebs nicht zu den vererbbaren Tumorformen. Man kann davon ausgehen, daß das Magenkrebsrisiko ca. 3fach erhöht ist, wenn ein direktes Familienmitglied ersten Grades an einem Magenkarzinom erkrankt war. Hierbei sollen Menschen mit der Blutgruppe A ein höheres Risiko im Vergleich zur Blutgruppe B und 0 haben. Es wird geschätzt, daß der Magenkrebs zu ca. 90% durch Umwelteinflüsse und nur zu ca. 10% durch genetische Faktoren verursacht wird. Möglicherweise ist die weltweit beobachtete Abnahme des Magenkarzinoms Folge der Abnahme der krebserzeugenden Umwelteinflüsse bei unveränderter Erbanlage (genetische Disposition).

Abhängigkeit des Alters von der Magenkrebshäufigkeit

Wenngleich Magenkrebs bei Kindern und Jugendlichen extrem selten ist, so läßt sich in den letzten 20 Jahren zumindest eine relative Häufung des Magenkrebses bei relativ jungen Menschen zwischen 20–50 Jahren feststellen, während die über 50- und besonders die über 70jährigen eine stärker abnehmende Tendenz aufweisen.

Wie kann man sich vor Magenkrebs schützen?

Ein genereller Schutz vor der Entwicklung eines Magenkrebses ist auch durch wiederholte ärztliche Kontrollen einschließlich einer Magenspiegelung leider nicht möglich, da sich die individuellen Risiken weder anhand von Magenspiegelbefunden noch von Bluttesten oder anderen ärztlichen Maßnahmen vor der Entwicklung von bösartigen Schleimhautveränderungen erkennen lassen. Aufgrund der in Tab. 9 wiedergegebenen äußeren Risiko- und Schutzfaktoren ist besonders bei familiärer Häufung von Magenkrebs zur Verhütung eine Vitamin-C-reiche, möglichst konservierungsfreie Ernährung unter Verzicht auf stark gesalzene und geräucherte Speisen zu empfehlen. Lassen sich bei einer Vorsorgespiegelung des Magens sogenannte präkanzeröse Läsionen, wie bestimmte Gastritisformen oder Polypen, feststellen, so dienen regelmäßige Kontrollen der frühzeitigen Erkennung einer bösartigen Umwandlung.

Tabelle 9: Umwelt- und Ernährungsfaktoren, die die Entwicklung eines Magenkarzinoms begünstigen (Risikofaktoren) bzw. das Risiko vermindern (Schutzfaktoren)

Risikofaktoren	Schutzfaktoren
Wenig Fett / Eiweiß Getreideprodukte Salz (Pökelfleisch / Fisch) Nitrate (Trinkwasser) Wenig Salate, Gemüse, Obst Favabohnen Räucherwaren (Schinken, Fisch)	Vitamin-C- / Vitamin-A-reiche Kost Frischgemüse / Obst Hoher Eiweiß- / Fettkonsum (?) Tiefkühlkonservierung Schonende Lebensmittelbereitung Bessere Trinkwasserversorgung

Wie entsteht Magenkrebs? (Pathogenese)

Die Pathogenese des Magenkrebses einschließlich der Vorstadien (prämaligne Läsionen) ist im einzelnen nicht geklärt. Dies gilt insbesondere für den genetisch vermittelten, sogenannten infiltrativen szirrhösen, prognostisch besonders ungünstigen Typ. Dagegen wurde für den weltweit rückläufigen, aber immer noch insgesamt häufigeren und klinisch immer noch sehr bedeutsamen, sogenannten intestinalen Typ die folgende krankmachende pathogenetische Verkettung von Einzelereignissen wahrscheinlich gemacht: Bestimmte Ernährungsgewohnheiten begünstigen die Form einer besonderen Art der chronischen Schleimhautentzündung (Gastritis). Diese Gastritisform führt zu Zellveränderungen in Form von sogenannten Dysplasien mit hohem Entartungsrisiko und Metaplasien mit nur geringem Entartungsrisiko. Über die Entstehung von zunächst gutartigen lokalisierten Gewebsverdichtungen (adenomatöse/hyperplastische Polypen) können sich dann regelrechte Magenkrebse ausbilden. Inwieweit hier die sogenannte Helicobacter-pylori-assoziierte chronische Typ-B-Gastritis (s. S. 86) eine bahnende Rolle bei der Magenkrebsentstehung spielt, wird in letzter Zeit untersucht. Weltweite Untersuchungen weisen darauf hin, daß die bakterielle Besiedlung der Magenschleimhaut mit Helicobacter pylori durch die Entwicklung einer mehr oder weniger stark ausgeprägten chronischen Gastritis eine gewisse, wenn auch eher geringe krebsfördernde Wirkung hat (s. o.).

Inwieweit Patienten mit polypösen Adenomen des Dickdarms (Dickdarmpolyp) oder bei Zustand nach Magenteilresektion nach Billroth II über Jahre ein erhöhtes Entartungsrisiko im Magen aufweisen, wird in letzter Zeit wieder kontrovers diskutiert. Neuere Studien zeigen, daß weder die chronische Gastritis mit Entwicklung einer Blutarmut (perniziöse Anämie) (siehe Kapitel S. 54) noch Patienten nach Magenteilentfernung ein gehäuftes Magenkrebsrisiko aufweisen. Bevor die Zusammenhänge jedoch endgültig geklärt sind, werden Kontrollen des Magens, insbesondere durch Magenspiegelungen bei diesen Patienten in 3- bis 5jährigen Abständen, empfohlen.

Symptome des Magenkrebses

Leider führt der Magenkrebs erst in fortgeschrittenen Stadien zu spezifischen Beschwerden, wie Appetitverlust, Völle- und Druckgefühl im Oberbauch, allgemeines Schwächegefühl und Gewichtsabnahme. In den Frühstadien ist der Magenkrebs in der Regel asymptomatisch. Es kommt jedoch häufig vor, daß ein Patient mit uncharakteristischen dyspeptischen Beschwerden, die durch ein Reizmagensyndrom ausgelöst werden, bei der zur Abklärung notwendigen Magenspiegelung eine Frühform des Magenkrebses aufweist. Bei diesem glücklichen Umstand wird dann der Magenkrebs im noch eigentlich beschwerdefreien Frühstadium rechtzeitig erkannt und einer Heilung versprechenden (kurativen) Operation zugeführt.

Weitere Spätsymptome sind Schluckstörung durch Verlegung des Mageneingangs oder hartnäckiges Erbrechen nach dem Essen (postprandiales Erbrechen) bei Tumorstenose im Magenausgangsbereich sowie Blutarmut durch chronischen Blutverlust. Zu Spätsymptomen gehören auch Beschwerden von seiten möglicher Absiedlungen von Tochtergeschwülsten (Metastasierung) in die Leber (Druck und Schmerz im rechten Oberbauch, Gelbsucht), in die Lunge (Atemnot) oder in den Knochen (Knochenschmerz, pathologische Fraktur, d. h. Knochenbruch ohne besondere Gewalteinwirkung) (Tab. 10).

Tabelle 10: Beschwerden und Befunde des Magenkarzinoms

Frühstadium	Spätstadium
– asymptomatische oder zahlreiche dyspeptische Symptome – Druckgefühl im Oberbauch – Schmerzen (selten) – Appetitverlust – Aufstoßen – Übelkeit / Brechreiz – frühes Sättigungsgefühl	– Gewichtsabnahme – Schwäche – Anämie – Dysphagie (hoher Tumorsitz) – postprandiales Erbrechen (distaler Tumor) – Bluterbrechen (selten) – Teerstuhl – palpabler Tumor – Hepatomegalie – Aszites – Lymphom supraklavikulär links (Virchow-Drüse) – Knochenschmerzen

Diagnostik des Magenkrebses

Die wichtigste Methode zur Erkennung des Magenkrebses ist die **Magenspiegelung**. Hierbei kann auch gleichzeitig eine Gewebsentnahme zur histologischen Begutachtung der Schleimhautveränderungen gewonnen werden. Die Röntgenuntersuchung des Magens ist angesichts dieser Vorteile in den Hintergrund getreten, wenngleich modernere Techniken mit Doppelkontrast-Methoden auch kleinere bösartige Prozesse erfassen können, jedoch ohne gewebstechnische Abklärung.

Laboruntersuchungen dienen nicht der Primärdiagnose, sondern der Abschätzung des Allgemeinzustandes und der Abklärung von Toch-

tergeschwülsten, z. B. in der Leber. Wichtig sind hierbei die Zählung des Blutbildes, die Blutsenkung und die Leberwerte.
Die Bestimmung des Tumormarkers CEA und Ca 19–9 ist für die Primärdiagnose nicht wichtig, da die Erhöhung dieser Marker unspezifisch und auch bei anderen Tumoren, wie z. b. vom Dickdarm oder von der Bauchspeicheldrüse ausgehend, typisch ist. Im wesentlichen dient die Bestimmung dieser Tumormarker der Erkennung eines Rückfalls nach Magenkrebsoperation.
Die *Ultraschalluntersuchung* und *Computer-Tomographie* können bereits fortgeschrittene Tumoren in der Magenschleimhaut aufdecken, sind jedoch für die Erkennung von Frühformen nicht geeignet. Dagegen sind diese Methoden unverzichtbar zur Erkennung der Tumorausdehnung über den Magen hinaus in Lymphknoten oder Leber wie auch andere Organe.

Besonderheiten bei der endoskopischen Diagnostik

Die Bedeutung des Frühkarzinoms: Liegt das Krebswachstum nur oberflächlich innerhalb der Magenschleimhaut und hat die darunter liegende Submucosa nicht durchbrochen, so liegt ein Magenfrühkarzinom mit sehr guter Prognose nach operativer Entfernung des Magens vor. Nur in den seltensten Fällen sind bei diesem frühen Typ des Magenkrebses bereits Metastasen in die umgebenden Lymphknoten nachweisbar. Die Heilungschancen beim Magenfrühkarzinom liegen nach radikaler Entfernung des Magens bei über 90%. Hierbei ist es für den Patienten unerheblich, ob es sich um den Typ 1 mit leichter Vorwölbung, um den Typ 2 mit Veränderungen im Schleimhautniveau oder um den Typ 3 mit leichter geschwüriger Einsenkung handelt. Die in Japan propagierte schonende endoskopische Behandlung derartiger Frühkarzinome, z. B. durch Laser-Technik, wird international und auch von den deutschen Ärzten und Spezialisten wegen zu großer Unsicherheiten abgelehnt. Auch in den Fällen eines Magenfrühkarzinoms ist immer eine sogenannte stadiengerechte ausgedehnte operative Entfernung des Magens und der umgebenden Lymphknoten notwendig und angezeigt, um die Chance einer vollständigen Heilung nicht zu verpassen.
Bei fortgeschrittenen Karzinomen unterscheidet der Spezialist ver-

schiedene Typen nach Borrmann: Typ I = pilzförmiger polypoider Tumor, Borrmann II = geschwürig eingesenkter, nicht infiltrierender Tumor, Borrmann III = geschwürig zerfallender infiltrierender Tumor und Typ IV = diffus infiltrierender Tumor. Diese Unterscheidung hat jedoch ähnlich wie die histologische (gewebstechnische) Klassifikation keinen Einfluß auf das operative Vorgehen. Die Prognose scheint jedoch bei den Typen I und II günstiger zu sein als bei Typ III und besonders Typ IV.

Wie grenzt der Arzt das Magenkarzinom von anderen Oberbaucherkrankungen ab (Differentialdiagnose)?

Da typische Leitsymptome für das Magenkarzinom, besonders im Frühstadium der Erkrankung, fehlen, ergibt sich bei unbestimmten, sogenannten dyspeptischen Symptomen mit Druck- und Völlegefühl die Notwendigkeit, sämtliche organische Magenerkrankungen wie auch funktionelle Störungen im Sinne eines Reizmagensyndroms abzuklären. Zusätzlich müssen bösartige Erkrankungen der umgebenden Organe, insbesondere der Bauchspeicheldrüse, der Leber und der Gallenwege, mit in die diagnostischen Möglichkeiten einbezogen werden. Die wichtigste diagnostische Hilfe ist hier neben der Ultraschalluntersuchung insbesondere die Spiegelung des oberen Magen-Darm-Traktes.

Behandlung des Magenkrebses/Chirurgische Behandlung

Wird die Diagnose eines Magenkrebses gestellt, so stellt die radikale Entfernung des Magens die wichtigste und alleinig heilende Methode dar. Vor einer Operation muß jedoch durch umfangreiche Untersuchungen, insbesondere der Ultraschalluntersuchung, eventuell der Computer-Tomographie des Bauchraumes sowie der Röntgenuntersuchung der Lungen, Skelettszintigramm u. a., abgeklärt werden, ob bereits schon Tochtergeschwülste existieren. Werden diese nachgewiesen, so ist eine Operation nur dann angezeigt, wenn der Magenkrebs den Magen einzuengen droht, so daß keine normale Nahrungsaufnahme mehr gewährleistet ist.

Operationsverfahren

Mit dem Ziel der Heilung wird heute zunehmend die Gastrektomie, d. h. die totale operative Entfernung des Magens, vorgenommen. Nur bei älteren geschwächten Patienten wird bei Tumorentwicklung im Magenausgangsbereich (Antrum) eine Magenteilresektion durchgeführt, wie bei der Billroth-II-Operation wegen eines gutartigen Geschwürs (siehe Abb. 31b, S. 113). Bei der Entfernung des Magens achtet der Chirurg auch auf die möglichst vollständige Mitnahme der umgebenden Lymphknoten, in denen bereits Tochtergeschwülste abgesiedelt sein können. Aus anatomischen Gründen wird bei der vollständigen Magenentfernung in der Regel auch die Milz mitgenommen, ohne daß daraus für den Patienten später Nachteile entstehen. Wird der Magen vollständig entfernt (Gastrektomie), so wird ein sogenannter Ersatzmagen angelegt, d. h. es wird eine obere Dünndarmschlinge an die Speiseröhre angeschlossen mit einer sackförmigen Ausweitung, die eine gewisse Reservoir-Funktion gewährleistet. Dies bedeutet, daß die Speisen nicht direkt in den oberen Dünndarm nach dem Schluckakt hineinrutschen, sondern zunächst vorübergehend, zu mindestens teilweise, in dem Dünndarmersatzmagen zurückgehalten werden. Durch besondere Rekonstruktion des oberen Dünndarms wird auch gewährleistet, daß Gallen- und Bauchspeicheldrüsen-Saft nicht ungehindert in die Speiseröhre zurückfließen können, da in diesem Falle eine schwere, sogenannte alkalische Refluxkrankheit der Speiseröhre entstehen würde.

Zu den möglichen Folgen der Magenoperation auf die Verdauungsleistung und das Allgemeinbefinden siehe Kapitel «Zustand nach Operationen am Magen».

Welche operativen Möglichkeiten gibt es bei fortgeschrittenem Tumor, der nicht vollständig entfernt werden kann (palliative Eingriffe)?

Palliative operative Eingriffe haben das Ziel, bei fortgeschrittenem Tumorleiden ohne eigentliche Aussicht auf Heilung drohende oder bereits aktuell vorliegende Beschwerden zu beseitigen bzw. zu lindern. In erster Linie trifft dies für die sogenannte Gastroenterostomie bei Einengung des Magenlumens durch einen Tumor zu. Hierbei verbindet der Chirurg den oberen tumorfreien Magenanteil mit einer oberen Dünndarmschlinge, so daß die Speisen dann unter Umgehung der Tumorenge direkt in den Dünndarm gelangen können. Gelegentlich sind auch Noteingriffe bei schweren Blutungen oder Tumor-bedingtem Magendurchbruch, wie auch Verlegung des Darmes durch Tumoraussaat (Ileus) notwendig.

Ein palliativer operativer Eingriff wird in der Regel sorgfältig zwischen Arzt und Patient sowie seinen Angehörigen abgewogen. Hierbei ist es die obere Maxime, Beschwerden zu lindern ohne Verlängerung eines quälenden Leidens. Neben den operativen palliativen Maßnahmen gibt es auch einige endoskopische Techniken, mit denen z. B. eine Tumorenge vorübergehend mit Laserkoagulation aufgeschweißt oder Blutungen gestillt werden können.

Chemotherapie

Die Möglichkeiten, durch krebszerstörende Medikamente (Chemotherapeutika) das Magenkrebsleiden zu heilen bzw. zurückzudrängen, sind bis heute leider sehr beschränkt. Die Ansprechrate auf die verschiedenen Therapieverfahren mit den unterschiedlichen Medikamenten ist sehr unterschiedlich. So wird immer wieder beobachtet, daß manche Patienten auf eine Behandlung sehr gut ansprechen und der Tumor über lange Zeit zurückgedrängt werden kann. Bei anderen Patienten ist die Behandlung dagegen eher wirkungslos. Die Chemotherapie hat hierbei nur den Anspruch auf eine sogenannte palliative Behandlungsmaßnahme, da eine Heilung auf lange Sicht mit Chemotherapeutika bis heute nicht gelungen ist.

Die Indikation zur Chemotherapie ergibt sich aus dem Allgemeinzustand des Patienten, dem Tumorausbreitungsstadium und dem Leidensdruck des Patienten durch die Magenkrebserkrankung. Die verschiedenen Chemotherapie-Protokolle werden in Tumorzentren ständig neu entwickelt, so daß hier keine schematische Empfehlung gegeben werden kann. In der Regel verfährt der Chemotherapeut folgendermaßen: Bei gegebener Indikation werden ein oder zwei Behandlungszyklen über jeweils 3–5 Wochen hintereinander durchgeführt und dann das Tumorwachstum kontrolliert. Ist es zu einem Stillstand oder gar einem Rückgang des Primärtumors im Magen und der möglichen Tochtergeschwülste gekommen, so wird die Behandlung über weitere 2–4 Therapiekurse, jeweils in 4wöchigen Abständen, durchgeführt. Die Behandlung kann dann zu einem späteren Zeitpunkt, z. B. nach einem halben Jahr bei erneutem Tumorwachstum, wieder aufgenommen werden.

Nachsorgeuntersuchung

Regelmäßige Nachsorgeuntersuchungen nach einer Operation wegen eines Magenkrebses haben in erster Linie das Ziel, Rückfälle im Bauchraum oder Fernmetastasen, z. B. in den Lungen oder dem Knochen, möglichst früh zu erkennen, um entsprechende Behandlungsschritte rechtzeitig einleiten zu können. Die in den Bundesländern eingeführten Nachsorgeprogramme unterscheiden sich nur wenig voneinander und schließen als Basisprogramm ein die körperliche Untersuchung, die Bestimmung des Tumormarkers CEA, die BSG, den Hämoglobinwert im Blut, die SGPT und die alkalische Phosphatase sowie Gamma-GT als leberspezifische Laborwerte. Außerdem werden regelmäßige Ultraschalluntersuchungen des Bauchraumes, eine Röntgenuntersuchung des Thorax' wie auch Spiegelungen des oberen Verdauungstraktes vorgenommen. Das Nachsorgeprogramm wird hierbei in enger Zusammenarbeit zwischen Hausarzt und spezialisierten Einrichtungen, wie niedergelassenen Spezialisten und/oder Gastroenterologen oder chirurgischen und gastroenterologisch-onkologischen Klinikambulanzen, durchgeführt. Bei Verdacht auf Rückfall werden weiterführende diagnostische Verfahren, wie Computer-Tomographie u. a., ambulant oder stationär vorgenommen und die Notwendigkeit und Wirksamkeit möglicher Therapieverfahren hierbei abgeklärt.

Außerdem dienen die Nachsorgeuntersuchungen der Erkennung möglicher postoperativer Folgezustände im Bauchraum und im Stoffwechselbereich, die nicht direkt mit dem Tumorleiden, sondern mit dem gewählten Operationsverfahren in Zusammenhang stehen (siehe Kapitel «Zustände nach Operationen am Magen»).

5.6 Gutartige Tumoren des Magens

Definition und Häufigkeit

Gutartige Tumoren des Magens gehen zum einen von der Magenschleimhaut aus und werden dann Magenpolypen genannt. Zum anderen können Gewächse auch von dem Bindegewebe unterhalb der Magenschleimhaut in Form von Fibromen, Lipomen sowie insbesondere von der Magenmuskulatur als sogenannte Leiomyome (gutartige Muskelgeschwulst) ausgehen. Auch aus den Nervenstrukturen des Magens können sogenannte neurogene Tumoren oder aus den Gefäßen sogenannte Hämangiome entstehen. Die bösartige Entartung dieser Bindegewebstumoren (mesenchymale Tumoren) ist äußerst selten.

Krankheitsbild und Erkennung von gutartigen Tumoren

In vielen Fällen sind die gutartigen Schleimhaut- und Bindegewebstumoren klinisch stumm, d. h. sie verursachen keine Symptome. Für die Magenmuskelgeschwulst (Myom) ist es relativ typisch, daß sie infolge eines Durchbruchs durch die Schleimhaut starke Blutungen verursachen kann. In diesen Fällen müssen die Gewebsveränderungen sogar gelegentlich operiert werden.
Die Erkennung und bereits in vielen Fällen auch die Behandlung von gutartigen Magentumoren erfolgt durch die Magenspiegelung. Hierbei können gleichzeitig Gewebsproben entnommen werden. In besonders geeigneten Fällen können die kleinen Tumore auch mit einer elektrischen Schlinge endoskopisch abgeschnitten und entfernt werden. Dies trifft insbesondere für Magenpolypen zu.

Behandlungsmöglichkeiten

Nach Stellung der Diagnose eines gutartigen Tumors richten sich die Behandlungsmaßnahmen in erster Linie nach der Möglichkeit von lokalen Komplikationen, Größenzunahme und insbesondere bösartiger Umwandlung.
Sogenannte *polypöse Adenome* müssen vollständig entweder endo-

skopisch oder chirurgisch entfernt werden, da sie bösartig werden können. Dagegen bleiben die sogenannten hyperplasiogenen Polypen oder Drüsenkörpercysten immer gutartig und werden lediglich bei Größenzunahme und möglicher Lumeneinengung des Magens möglichst vollständig entfernt.

Größere blutungsgefährdete Bindegewebstumoren mit einem Durchmesser von über 2 cm müssen in der Regel chirurgisch entfernt werden. Hierbei wird lediglich die Magenwand aufgeschnitten, der in der Regel kirsch- bis walnußgroße kugelige Tumor herausgeschnitten und die Magenwand dann wieder zugenäht.

Bei Nachweis von adenomatösen Polypen im Magen muß auch gleichzeitig eine Dickdarmspiegelung erfolgen, da bei Patienten mit Magenpolypen gehäuft auch Polypen im Dickdarm wie auch krebsige Tumoren vorliegen können.

5.7 Bösartige, nicht-karzinomatöse Tumoren

Das Magenkarzinom (der eigentliche Magenkrebs) geht immer von der Schleimhaut des Magens aus. Es können aber auch von den anderen Gewebsanteilen der Magenwand bösartige Tumoren sich entwickeln, die dann nicht-karzinomatöse bösartige Tumoren oder Malignome genannt werden. In erster Linie betrifft dies bösartig entartete gutartige bindegewebige Tumoren, wie in dem vorausgegangenen Kapitel beschrieben (z. B. Leiomyosarkome, Fibrosarkome). Hinzu kommt noch die Möglichkeit einer bösartigen Lymphgeschwulst in Form eines *Magenlymphoms* (Nicht-Hodgkin-Lymphom, NHL). Bei dieser Erkrankung entstehen tumorartige Ansammlungen von bösartigen lymphatischen Blutzellen (Lymphozyten) zunächst unterhalb der Schleimhaut. Diese wölben dann die Magenschleimhaut vor und können auch geschwürig die Magenschleimhaut mit Gefahr der Blutung durchbrechen. Gelegentlich imponieren die Lymphome wie ein geschwürig zerfallendes Magencarcinom oder ein großes gutartiges Geschwür. Die Unterscheidung wird in erster Linie durch die Gewebsentnahme während der Magenspiegelung getroffen.

Behandlung des Magenlymphoms

Vor Beginn der Behandlung wird zunächst eine umfangreiche Untersuchung des gesamten Organismus auf außerhalb des Magens gelegene bösartige lymphatische Herde (Lymphome) vorgenommen. Dies gelingt durch Ultraschalluntersuchung, Computer-Tomographie des Bauch- und Brustraumes, Röntgenuntersuchungen sowie insbesondere auch durch die Knochenmarkuntersuchung (Sternalpunktat / Beckenkammpunktion nach Yamshidi).

Operation

In erster Linie wird eine operative Entfernung des Magenlymphoms angestrebt, wobei in den meisten Fällen eine totale Entfernung des Magens (Gastrektomie) vorgenommen wird. Bei operationsgefährdeten älteren Patienten kann eine Magenteilentfernung (Magenresektion) ausreichen. Liegen zusätzlich noch Herde außerhalb des Magens vor, so muß entweder eine Chemotherapie oder eine Strahlenbehandlung angeschlossen werden.

Die *Prognose des Magenlymphoms* ist in der Regel mit einer Überlebenschance von über 80% sehr günstig. Wiederholte Kontrollen sind jedoch auch nach Entfernung des Magenlymphoms durch Gastrektomie notwendig, da Herde außerhalb des Magens auch nach Entfernung des Magenlymphoms nach Jahren auftreten können. Bei diesen Herden handelt es sich nicht um eigentliche Tochtergeschwülste mit Absiedlung der bösartigen Zellen aus dem Primärtumor im Magen, sondern um gleichzeitige (synchrone) oder spätere (metachrone) eigenständige Entwicklung von bösartigem Lymphgewebe in den betreffenden Organen. Bevorzugte Orte (Prädilektionsstellen) sind die Lymphknoten im Bauch- und Brustraum, die Milz, gelegentlich die Leber und besonders das Knochenmark.

5.8 Beschwerden und Krankheitsbilder nach Magenoperationen

Nach Operationen am Magen können akute Beschwerden flüchtig auftreten und nach wenigen Wochen wieder verschwinden oder über lange Zeit bis über Jahre anhalten. Nicht in allen Fällen lassen sich charakteristische Krankheitsbilder definieren, die dann postoperative Syndrome (umschriebene Krankheitsbilder nach Operation) darstellen. In den meisten Fällen liegt die Ursache der Beschwerden in der in vielen Fällen gewollten veränderten Gestalt (Anatomie) und Funktion durch das jeweilige operative Verfahren. Hierbei muß man unterscheiden, Operationen, durch welche – zumeist beim chronischen Geschwürleiden – die Magensekretion herabgesetzt wird (Magenteilresektion, Vagotomieformen) von chirurgischen Verfahren, bei denen durch teilweise oder vollständige Entfernung des Magens die Krankheit selbst beseitigt wird, wie z. B. insbesondere beim Magenkrebs.

Unter einer Resektion versteht man die Entfernung eines Teiles des Magens, in der Regel des Antrums, unter Mitnahme eines Teiles des Corpus, während die totale Entfernung des gesamten Magens Gastrektomie genannt wird (s. Abb. 17b). Bei der proximal-selektiven Vagotomie (PSV) erfolgt die Durchtrennung der kleinen Vagusäste, die den säurebildenden Apparat im Corpus und Fundus versorgen, mit dem Ziel, hierdurch die Säurebildung herabzusetzen unter Schonung der nervösen Versorgung der Magenmotilität (s. Abb. 17a).

Während Magenoperationen beim Magenkrebs nach wie vor notwendig und nicht durch andere Behandlungsformen ersetzbar sind, nimmt die Operationsfrequenz bei den gutartigen Magen- und Zwölffingerdarmgeschwüren drastisch ab, infolge der besseren Möglichkeiten einer medikamentösen Behandlung und Vorbeugung von Ulcusschüben (siehe Kapitel 5.3).

Nach einer Vagotomie werden Beschwerden in einer Häufigkeit von 10–30% angegeben. In erster Linie sind dies Durchfall wie auch Völlegefühl oder Rückfallgeschwür (Rezidiv).

Ca. 50% aller Patienten klagen nach Magenresektion über Beschwerden, die jedoch in den meisten Fällen nach 2–6 Monaten spontan abklingen. Echte Folgeerkrankungen sind infolge besserer Operationstechniken in letzter Zeit sehr selten geworden, insbesondere die Fehlfunktion des Darmes mit gestörter Aufnahme der Nahrung.

Akute Beschwerden

Direkt im Anschluß an eine Operation können akute Beschwerden und Komplikationen wie Blutung, Darmverschluß und Bauchfellentzündung in seltenen Fällen auftreten. Die Behandlung erfolgt im Krankenhaus.

Chronische Beschwerden nach Magenoperationen können dagegen über Monate und Jahre anhalten (Tab. 11). Dieses sind Schluckstö-

Tabelle 11: Chronische Beschwerden nach Operationen am Magen, Diagnosesicherung und Behandlungsmöglichkeiten

Beschwerden	Ursache	Diagnose	Behandlung
Schluckstörung (Dysphagie)	Entzündung der unteren Speiseröhre, mechanische Enge nach Vagotomie	Endoskopie/ Röntgenuntersuchung	Säureblocker: H2-Blocker/Protonenpumpen-Hemmer, Gastroprokinetika (Metoclopramid/ Cisaprid u. a.)
Durchfall (Diarrhoe)	Frühdumping durch zu schnellen Übertritt der Nahrung in den Darm	Röntgenuntersuchung	diätetisch, evtl. Cholestyramin
Gewichtsverlust/Mangelsymptome	Appetitverlust, Angstgefühle, Beschwerden nach dem Essen	Stuhl-/ Laboruntersuchungen	Diätanamnese (!)
Blutarmut (Anämie)	Eisenmangelanämie durch chronische Blutung oder Eisenaufnahmestörung, megaloblastäre Anämie durch Vitamin-B-12-Folsäuremangel	Laboruntersuchungen	parenterale Verabreichung von Eisen bzw. Vitamin-B-12-Folsäure
Rückfallgeschwür (Anastomosenulcus/ Ulcus pepticum jejuni)	zu langer Magenstumpf, Mangeldurchblutung, zu hohe Restsäure	Endoskopie	säurereduzierende Medikamente: H2-Blocker/Protonenpumpen-Hemmer

rungen (Dysphagie), Durchfall (Diarrhoe), Gewichtsverlust mit Vitaminmangelsymptomen bis hin zu einer echten Fehlverwertung der aufgenommenen Nahrung, Blutarmut (Anämie), im wesentlichen verursacht durch verminderte Aufnahme von Eisen oder blutbildenden Vitaminen (Vitamin-B-12/Folsäure). Nur in seltensten Fällen tritt eine Osteopathie mit Knochenerweichung (Osteomalazie) auf. Eine weitere mögliche Komplikation ist ein Geschwür im Bereich zur Verbindung zwischen Magenstumpf und Dünndarm (Anastomosenulcus) oder im angrenzenden Jejunum (Ulcus pepticum jejuni).

Es sei noch angemerkt, daß in vielen Fällen die Gewichtsabnahme nach Magenoperationen nicht durch eine verminderte Verwertung der aufgenommenen Nahrung, sondern durch eine unterkalorische Ernährung verursacht wird. Diese ist in vielen Fällen auf die Angst des Patienten zurückzuführen, daß er seinen Magen nicht mit größeren und kalorisch hochwertigeren Speisen belasten dürfe. In den meisten Fällen ist diese Furcht jedoch unbegründet, da auch nach einer gelungenen Magenoperation eine vollständige Aufnahme bei ausgewogener Ernährung möglich ist. Außerdem kann ein Appetitmangel durch versteckte Krebsangst nach Operationen mit reaktiver depressiver Verstimmung gebahnt und verstärkt werden.

Wie erkennt man Störungen nach Magenoperationen?

Bei Beschwerden nach Operationen am Magen führt in erster Linie die kombinierte endoskopische und Röntgenuntersuchung zur Diagnose. Bei Schluckstörungen zeigt sich bei der Röntgenuntersuchung eine Erweiterung der unteren Speiseröhre und eine Verzögerung des Kontrastmittelübertrittes. Endoskopisch lassen sich Entzündungen im unteren Speiseröhrenbereich nachweisen.

Bei Durchfall nach Magenresektion (Dumpingsyndrom) wird die Diagnose in erster Linie durch eine Röntgenuntersuchung des oberen Magen-Darm-Traktes mit Sturzentleerung des Kontrastmittels in den Dünndarm gestellt. In sehr seltenen Fällen kann es bei sehr schneller Aufnahme von süßen Speisen zum Abfall des Blutzuckers mit Müdigkeit und Zittrigkeit ca. 2 Stunden nach der Nahrungsaufnahme kommen (Spätdumpingsyndrom). Entsprechende Blutzuckermessungen führen zur Diagnose.

Dagegen ist für den Nachweis eines Geschwürs im Magenstumpf wie auch angrenzenden oberen Dünndarm am besten die endoskopische Untersuchung des oberen Magen-Darm-Traktes geeignet. Bei Verdacht auf Stoffwechselstörungen führen verschiedene Laboruntersuchungen (Eisenbestimmung, Vitamin-B-12, Folsäure, fettlösliche Vitamine A und D im Blut, Serum-Calcium u. a.) zur Diagnose. Bei Fehlverwertung der Nahrung kann gelegentlich eine Stuhlfettanalyse zum Beweis notwendig sein.

Wie behandelt man Störungen nach Magenoperationen?

Nach Diagnosestellung muß in erster Linie überlegt werden, ob eine symptomatische Behandlung vor einer möglicherweise notwendigen nochmaligen Operation erfolgversprechend ist. Dies ist in den meisten Fällen möglich, zumal ein Zweiteingriff am Magen Komplikationen und Risiken in sich birgt.

Behandlungsmöglichkeiten nach Vagotomie: Bei Schluckstörungen wie auch Hinweisen auf Magenentleerungsstörungen nach Vagotomie werden in erster Linie Medikamente eingesetzt, die die Motilität des oberen Magen-Darm-Traktes verbessern (Gastroprokinetika). Bei Rückfallgeschwüren oder bei Nachweis einer Entzündung der unteren Speiseröhre (Refluxoesophagitis) werden säurehemmende Medikamente wie H2-Blocker und Protonenpumpen-Blocker eingesetzt (s. Behandlung von Geschwüren).

Beim Dumpingsyndrom müssen in erster Linie diätetische Maßnahmen eingesetzt werden, d. h. langsames Essen von häufigen kleinen Mahlzeiten unter Vermeiden von Süßspeisen und Trinken während der Mahlzeit. Das Hinlegen nach dem Essen ist oft hilfreich. Dagegen sind Medikamente, abgesehen von Cholestyramin bei starkem Durchfall zur Bindung von Gallensalzen meist nicht ausreichend wirksam.

Behandlungsmöglichkeiten nach Magenresektion: Im Mittelpunkt steht die diätetische Beratung mit häufigen kleinen Mahlzeiten und einem niedrigen Anteil an Süßspeisen sowie Vermeiden von Trinken zu den Mahlzeiten. Für das seltene Frühdumpingsyndrom mit starkem Erbrechen nach dem Essen gelten ähnliche Richtlinien wie beim Dumpingsyndrom nach Vagotomie.

Zusammenfassung

Unter Anwendung moderner Operationsverfahren lassen sich im Gegensatz zu den früheren Erfahrungen nur relativ selten Folgeerkrankungen nach Operationen am Magen nachweisen. Treten sie auf, so ist in relativ hohem Prozentsatz ein spontanes Verschwinden nach einem halben bis einem Jahr aufgrund von Anpassungsmechanismen wahrscheinlich. Durch entsprechende Untersuchungen lassen sich echte postoperative Krankheitsbilder abgrenzen von unbestimmten postoperativen Beschwerden, die weniger durch die Operation selbst, sondern eher durch ein übersteigertes Angstgefühl und übertriebene Selbstbeobachtung verursacht werden. Dies betrifft insbesondere die postoperative Gewichtsabnahme, die eher durch eine unterkalorische Mangelernährung als durch eine operationsbedingte Verdauungsstörung verursacht wird.

Präparateliste

Die mit einem hochgestellten ® (eingetragenes Warenzeichen) gekennzeichneten Namen entsprechen dem auf der Packung angegebenen Handelsnamen, die ohne «®» versehenen Namen entsprechen den chemischen Substanzbezeichnungen.

Anticholinergika
(Mittel gegen den Vagusreiz, vermindern Krämpfe der Eingeweidemuskulatur und vermindern die Magensäuresekretion)

Gastroprokinetika
(bewegungsanregende Wirkung auf den Magen-Darm-Trakt)
- Metoclopramid (Paspertin®, MCP-ratiopharm®, Gastrosil® u. a.)
- Domperidon (Motilium®)
- Cisaprid (Propulsin®, Alimix®)

Antazida
(Medikamente zur Neutralisation der Magensäure)
- Maaloxan®,
- Riopan®,
- Gelusil®,
- Trigastril®,
- Kompensan®,
- Rennie®,
- Tepilta®,
- Gastropulgit®,
- Gelufalk®,
- Talcid® u. a.

H2-Blocker
(Medikamente zur Säurehemmung; sie blockieren die H2-Rezeptoren an den säurebildenden Belegzellen der Magendrüsen)
- Ranitidin (Zantic®, Sostril®)
- Cimetidin (Tagamet® u. a.)
- Famotidin (Pepdul®, Ganor®)

- Nizatidin (Nizax®, Gastrax®)
- Roxatidin (Roxit®)

Protonenpumpenblocker
(ATPase-Hemmer – vermindern die Säuresekretion durch Blockade der Endstrecke der Säuresekretion in der säurebildenden Belegzelle der Magenschleimhaut durch Hemmung des Schlüsselenzyms ATPase)
- Pantoprazol (Pantozol®)
- Omeprazol (Antra®, Gastroloc®)
- Lansoprazol (Agopton®)

Wismutpräparate
(erhöhen die Schleimhautschutzfunktion des Magens und wirken gegen den Magenkeim Helicobacter pylori)
Es handelt sich um Mischpräparate, z. B.
Jatrox®, Telen®, Angass®, Wismofalk®

Schleimhautschutzmittel für Oesophagus und Magen
- Sucralfat (Ulcogant®)
- Alginsäure (Gaviscon®)
- Nystatin (Moronal®-Suspension) gegen Pilzbefall im oberen Magen-Darm-Trakt
- Acyclovir (Zovirax®) gegen Herpesinfektion

Sedativa
(= Schlaf-/Beruhigungsmittel) z. B.
- Diazepam (Valium®)
- Protaktyl (Atosil®) und viele andere

Prostaglandine
- Misoprostol (Cytotec®)

Herzkreislaufmittel
- Calciumantagonisten, z. B. Nifedepin (Adalat®)
- Nitroverbindungen (Spray)
- Isosorbid-Dinitrat (z. B. Isoket®)

Antibiotika

- Amoxycillin (Amoxypen® u. a.) vor allen Dingen gegen Helicobacter pylori
- Metronidazol (Clont®, Flagyl®)
- Tetracycline (Doxycyclin®, Vibramycin®)

Rheumamedikamente
(möglicherweise geschwürbildend)

- Diclofenac (Voltaren®)
- Piroxicam (Felden®)
- Indometacin (Amuno®)
- Ibuprofen (Ibufen®)
- Naproxen (Proxen®)

Acetylsalicylsäure
Aspirin®, Ass 100®, Colfarit® u. a.

Cholestyramin (Quantalan®) – bindet Gallensäuren im Dünndarm

Unterspritzungsmittel zur endoskopischen Behandlung von Blutungen und Tumoren

- Adrenalin (Suprarenin®)
- Polidocanol (Aethoxysklerol®)

Register

Acetylsalicylsäure (ASS, Aspirin) 94, 121
Achalasie (idiopathische Oesophagus-dilatation, Cardiospasmus) 15
Acyclovir (Zovirax) 45
Adenome 146
After-loading-Therapie 49
Alkohol 93
Anämie 88
– perniziöse 88
Anastomose 112
Anastomosenulcus 151
Antazida 31, 103f
Antibiotika 88
Antimykotikum 45
Antirheumatika 94, 98
Antirheumatika-Ulcera 94, 121
Appetitmangel 73
Aspiration 10
Aspirin 98
ASS 100 121
Atemnot (Dyspnoe) 9
Aufgabe 6
Aufstoßen 73
Ausbuchtungen (Divertikel) 11
Autoimmungastritis 86

Behandlung 30
– Diät 30
– Medikamente 31
Belegzellen (Parietalzellen) 58
Beruhigungsmittel 71
Bestrahlung 48
Billroth-I, B-I-Verfahren 112
Billroth II (BII)-Operation 112, 139, 143
Bindegewebstumore 146
Biopsie 71
Blutarmut (Anämie) 72, 151
Bluterbrechen 9, 64, 95, 125
Blutung 97
– akute 114
Blutungsanämie 24
Blutversorgung 3, 92
Borrmann 142
Bougierung 37, 48
Brechreiz 74
Brechvorgang 67
Bronchitis 95
Bulbus 53
Bulbusstenose 97, 115

Ca 19-9 141
Candidia albicans 44
Chymus 61
Cimetidin (Tagamet) 83, 107
Cisaprid (Propulsin, Alimix) 35, 83
Colfarit 121
Computer-Tomographie 47, 141
Cortison-Präparate 44, 94

Dehnungsfühler (Rezeptoren) 66
Dehnungsrezeptoren 63
Diagnostische Maßnahmen 11
Diät 101
Diätregel 102
Diclofenac (Voltaren) 121
Differentialdiagnosen 99
Dilatation 18
– endoskopische pneumatische 18
Divertikel der Speiseröhre 19
Domperidon (Motilium) 35, 83
Doppelkontrastmethode 70
Druckgefühl 73

Druckmessungen der Speiseröhre (Oesophagusmanometrie) 13
Dumpingsyndrom 151
Dünndarmphase (intestinale Phase) 60
Durchbruch (Perforation) 112
Dyspepsie 64, 66
dyspeptische Symptome 64
Dysphagie 9, 40
Dysplasien 138

Einengung (Stenose) 9
Empfängern (Rezeptoren) 59
endokrine Zellen 55
Endoskopische Ultraschalluntersuchung (Endosonographie) 13
Endosonografie 47
Entartungsrisiko 138
Entleerungsgeschwindigkeit 63
Erbrechen 67, 74
Erkrankungen der Speiseröhre 9
– Leitsymptome 9
Ernährung 94
Ernährungsfaktoren 92
Erosionen 93, 127, 128
Ersatzmagen 143

Famotidin (Pepdul/Ganor) 83, 107
Fibrome 146
Fibrosarkome 147
Fistelung in die Luftwege 47
Frühcarcinom 141
Fundoplikatio 38
Funktionsstörungen der Speiseröhre (= Motilitätsstörungen) 14

G-Zellen 55
Gastrektomie 143
Gastrin 55, 59
Gastritis 84, 138
– akute 84
– Behandlung 88
– Beschwerden 87

– chronische 84
– Diagnostik 87
– Typ A 86
– Typ B 86
– Typ C 86
– Ursachen 84
Gastroenteritis 85
Gastrointestinaltrakt, oberer 53
Gastroloc 108
Gastropathia nervosa 73
Gastroprokinetika 31, 34, 82
Gefäßmißbildungen 129
Gelenkerkrankungen 95
– Beschwerden 95
– Komplikationen 95
– rheumatische 95
Geschwür 97
– Abheilungsgeschwindigkeit 97
– Behandlung 100
– Diagnostik 98
– Medikamente 102
– Operationsverfahren 112
– operative Behandlung 111
Geschwürblutung 127
Geschwürdurchbruch (Penetration, Perforation) 97
Geschwüre 89, 102
– genetische Faktoren 91
– geographische Unterschiede 90
– Häufigkeit 89
– Lokalisation 89
– Ursachen 89, 91
Geschwürschmerz 96
Geschwürschub 117
– Behandlung 117
Glasfiberendoskop 71, 98
Globusgefühl 9

H_2-Blocker 31, 101, 106, 124
Hämangiome 146
Hämatemesis 40, 67, 125
Häufung, familiäre 137

Helicobacter pylori 76, 84, 86, 93, 103, 108
Herpes-simplex-Virus 44
Hiatushernie 22
– axiale 22
– paraoesophageale 22
Husten 9

Ileus 67
Immunschwäche (Aids) 44
Indometacin (Amuno) 121

Kaffee 93
Kaffeesatzerbrechen 68
Kalziumantagonisten 18
kanzerogenen 134
Klärfunktion 26
Kontrollspiegelung 99
Kopfphase (kephale Phase) 59
Krampf des unteren Speiseröhrenschließmuskels (Cardiospasmus) 15
Krampfadern der Speiseröhre 128
Krebsbehandlung 44

Laboruntersuchungen 72, 140
Langzeit-pH-Metrie des Magens 72
Langzeitbehandlung 119
Langzeitprophylaxe 118
Lansoprazol (Agopton) 34, 36, 37, 38, 83, 84, 107, 111, 114
Laser-Therapie 49
Laserkoagulation 114
Laugenverätzungen 39
Leberzirrhose 95
Leidensdruck 96
Leiomyome 146
Leiomyosarkome 147
Leitsymptome 64
Leukämie 44
Lipome 146
Lungenentzündung (Aspirationspneumonie) 17

Lymphgefäße 56
Lymphknoten 56

Magen 53, 57, 69
– Aufbau 53
– Aufgaben 57
– Diagnostik 69
– Röntgenuntersuchung 69
Magenarterien 55
Magenausgangsenge 115
Magenblutung 125
– Ursachen 127
Magendurchbruch 115
Magenendgehirn (gastrales Nervensystem) 63
Magengeschwür 89
Mageninnendruck 62
Magenkörper (Corpus oder Fundus) 53
Magenkrebs (Magencarcinom) 132
– Behandlung 142
– Chemotherapie 144
– chirurgische Behandlung 142
– Diagnostik 140
– Differentialdiagnose 142
– Ernährungsfaktoren 135
– Häufigkeit 133
– Kohortenphänomen 133
– Nachsorgeuntersuchung 145
– Operationsverfahren 143
– Pathogenese 138
– Symptome 139
– Umwelteinflüsse 135
– Ursachen 135
Magenkrebsentstehung 139
Magenkrebshäufigkeit 137
Magenlymphom 147f
Magenmühle im Antrum 63
Magenmund (Cardia) 53
Magenpförtner (Pylorus) 54
Magenphase (gastrale Phase) 59
Magenresektion 152
Magensaftanalyse 71
Magenschleimhaut 55

Magenschleimhautentzündung 84
Magenspiegelung (Oesophagogastro-
 duodenoskopie) 70, 78, 98, 140
Magenstumpf 152
Magenteilresektion 143
Magenvenen 56
Mallory-Weiss-Syndrom 42
Medikamentenulcera 39
Melaena 64
Metaplasien 138
Metastasierung 140
Metoclopramid (Paspertin) 35, 82
Misoprostol (Cytotec) 124
Motilität 62
Mundgeruch (Halitosis) 10
Muskelspannung (Tonus) 62
Myotomie nach Heller 18

Narbenbulbus 89
nervöse Versorgung 4
nervöser Magen 73
Nervus sympathicus 63
Nervus Vagus 59, 63, 66
Nicht-Hodgkin-Lymphom, NHL 147
Nicht-Ulcus-Dyspepsie 65
Nierenversagen 95
Nitroverbindungen 18
Nizatidin (Nizax / Gastrax) 83, 107
Nüchternphase 59
Nystatin (Moronal) 45

Oberflächenepithel 55, 62
Odynophagie 9, 40
Oesophagoskopie 11
Oesophagus 3
Oesophagus-Ruptur 42
Oesophaguskarzinom 45
Oesophagusneoplasien 49
– benigne 49
Oesophagusriß 42
Oesophagusspasmus 18
– diffuser 18
Oesophagussphinkter 3
Oesophagusstriktur 37

Oesophagusvarizen 50, 128
Oesophagusverätzung 39
– Behandlung 41
– Beschwerden 40
– Diagnostik 41
– Ursachen 39
Omeprazol (Antra) 34, 36, 37, 38, 83,
 84, 88, 107, 111, 114, 130
Operation 115f
– Indikation 116
Osteomalazie 151

Pantoprazol (Pantozol) 34, 36, 37, 38,
 83, 84, 107, 108, 111, 114, 125, 130
Pepsin 55, 58
Peristaltik 6
perkutane Gastrostomie 49
Pilzinfektionen 44
Pirenzepin (Gastrozepin) 84
Piroxycam (Felden) 121
Plattenepithel 3
Pneumothorax 43
Polypen 139
Präkanzerosen 132
Prostaglandine (Cytotec) 108
Protonenpumpe 105
Protonenpumpenblocker 107
Protonenpumpenhemmer (Omepra-
 zol, Antra, Gastroloc) 31, 34, 83,
 101, 107, 121, 124
Pulsionsdivertikel 20

Rachenanästhesie 71
Ranitidin (Zantic / Sostril) 83, 107
Rauchen 93, 98
Reflexbögen 61
Refluxbeschwerden 64
Refluxkrankheit der Speiseröhre (Re-
 fluxoesophagitis) 25
– Beschwerden 28
– Diagnostik 29
– Komplikationen 28
– Ursachen 25

Regurgitieren 9
Reinigungsfunktion 8
Reizdarm (Colon irritabile) 65
Reizmagen 65, 73
– Behandlung 80
– Diagnostik 78
– Häufigkeit 77
– Ursachen (Pathogenese) 75
Reizmagensyndrom 99
Relaxation 62
– adaptive 62
– rezeptive 62
Resektion 149
resezierende Verfahren 112
Rezeptoren 105
Rezidiv (Rückfall) 89
Rezidivneigung 96
Rezidivprophylaxe 107
Rheumamedikamente (Antirheumatika) 109
Rheumamittel 86, 92
Risikofaktoren 97
Röntgen-Magen-Darm-Passage 69
Röntgenbreischluck 11
Röntgenuntersuchung 98
Röntgenuntersuchung des Magens 140
Roxatidin (Roxit) 83, 107

Sättigungsgefühl 73
Säurebildung 91
Säurefaktor 102
saures Aufstoßen 74
Säuresekretion 57
– Regulation 59
Säureverätzungen 39
Schleim 62, 92
Schleimhautprotektion 91
Schleimhautrisse (Mallory-Weiss-Syndrom) 129
Schleimsekretion 61
Schluckakt 6
Schluckauf (Singultus) 9
Schluckbeschwerden 9

Schluckstörungen 151
Schmerzen 64
Schmerzen im Epigastrium 73
Schmerzfühler (Rezeptoren) 96
Schutzmechanismen 61
Schwangerschaftserbrechen 67
Sekretion 57
Selbstbougierung 42
Sodbrennen 9, 74
Speichelfluß (Sialorrhoe) 9
Speiseröhre 3, 11, 44
– Infektionen 44
Speiseröhrenkrebs 45
– Behandlung 48
– Beschwerden 46
– Diagnostik 46
– Pallativmaßnahmen 48
– Ursachen 45
Speiseröhrenschließmuskel 3
Staphylokokkentoxine 85
Störimpulse 66
Streß 77, 98
Streßfaktoren, psycho-soziale 92
Striktur 40
24-Stunden-Langzeit-pH-Metrie 12
Sucralfat (Ulcogant) 34, 109

Teerstuhl 64, 94f, 125
TNM-Klassifikation 132
Tochtergeschwülste 140
Traktionsdivertikel 21
Trunculäre Vagotomie 112
Tumore, bösartige, nicht-carcinomatöse 147
– gutartige 146
Tumoren der Speiseröhre 49
– gutartige 49
Tumormarkers CEA 141

Übelkeit 73
Überbrückungstubus 48
Übernähung 114
Ulcus duodeni 89

Register · 163

Ulcus pepticum jejuni 151
Ulcus ventriculi 89
Ulcuskomplikationen 97
Ulcuskrankheit 89
Ulcusperforation 115
Ultraschalluntersuchung 79, 141
Umstechung 114

Vagolytika (Pirenzepin) 105
Vagotomie 112, 149
vegetative Symptome 75
Video-Endoskop 71, 98

Vitamin-B-12-Mangel 88
Völlegefühl 73
Vorsorgespiegelung 138

Wismut-Präparate 84, 88, 109
Witzelfistel 49
Wunschkost 94

Zellregeneration 92
Zenkersches Pulsionsdivertikel 20
Zwölffingerdarm 53
Zwölffingerdarmgeschwür 89

Wink
Schlafstörungen
Erkennung und Behandlung.
Ein Leitfaden für Patienten.
1990. VIII, 101 S., 5 Abb., 9 Tab., kt. DM 19,80

Soyka
Kopfschmerz und Migräne
1993. VIII, 152 S., 8 Abb., 13 Tab., kt. DM 19,80

Schneidrzik
Gesundheitsratgeber für Senioren
Gesundheitsregeln bei Befindlichkeitsstörungen älterer Menschen.
3., überarb. Aufl. 1993. XII, 227 S., 10 Abb., kt. DM 19,80

Ochel
Reisen, leben, arbeiten in den Tropen
Ein Ratgeber für Ihre Gesundheit.
1994. 266 S., 12 Abb., 21 Tab., kt. DM 29,80

Hehrmann
Schildrüsenerkrankungen
Ursachen, Erkennung, Verhütung und Behandlung
1993. X, 204 S., 26 z.T. farb. Abb., kt. DM 29,80

Huber
Anus praeter Fibel
Versorgung von Ileostomie und Colostomie in der Praxis.
1991. VIII, 98 S., 43 Abb., kt. DM 19,80

Theil et al.
Asthma - Ekzem - Nahrungsmittelallergie
Ein Ratgeber für Kinder und Eltern.
2., bearb. Aufl. 1991. XII, 148 S., 73 Abb., 2 Tab., kt. DM 22,80

Groll
Der Arzneimittelkompaß für Patienten
Informationen zum besseren Verständnis des Beipackzettels.
1991. VIII, 582 S., kt. DM 39,80

Preisänderungen vorbehalten

GUSTAV FISCHER

Ott
Haut und Pflanzen
Allergien, phototoxische Reaktionen und andere Schadwirkungen
1991. 115 S., z.T. farb. Abb., 1 Tab., kt. DM 49,80

Weilemann
Giftberatung: Pflanzen
Diagnose • Erste Hilfe • Therapie
1992. XII, 106 S., 50 farb. Abb., kt. DM 19,80

Bässler et al.
Vitamin - Lexikon
für Ärzte, Apotheker und Ernährungswissenschaftler.
1992. VIII, 432 S., 56 Abb., 57 Tab., geb. DM 68,-

Jäckle et al.
Gut leben mit Typ I Diabetes
Arbeitsbuch zur Basis-Bolus-Therapie
1993. XII, 158 S., zahlr. Abb. u. Tab., Ringheftung DM 32,80

Schmeisl
Schulungsbuch für Diabetiker
1994. Etwa 240 S., 22 Abb., 68 Tab., kt. DM 29,80

Raab
Allergiefibel
Empfindlichkeit und Überempfindlichkeit
3., neubearb. u. erw. Aufl. 1991. XIV, 188 S., 38 z .T. farb. Abb., 31 Tab., kt. DM 26,80

Fries
Krankheits- und Medikamentenlehre für Altenpflegeschüler
1994. Etwa 200 S., etwa 40 Abb., davon 10 2fbg., zahlr. Tab., kt. etwa DM 38,-

Pomykala
Altenpflege
Ein praxisorientiertes Lehrbuch
2., Aufl. 1993. XIV, 293 S., 179 Abb., kt. DM 54,-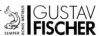

Preisänderungen vorbehalten